Die Kunst der Manipulation

Wie Sie Psychologie verstehen, Menschen lesen und durch einfach anwendbare Manipulationstechniken ihr Umfeld beherrschen inkl. Körpersprache Bonusmaterial

[1. Auflage]

Tom P. Williams

ISBN: 9781072932390

Inhalt

Haftungsausschluss

Dieses Buch enthält Meinungen und Ideen der Autorin und beabsichtigt den Lesern informatives und hilfreiches Wissen mit einem Unterhaltungscharakter zu vermitteln. Die enthaltenen Anleitungen und Strategien passen möglicherweise nicht zu jedem Leser, und es gibt keine Garantie dafür, dass sie auch wirklich bei jedem funktionieren. Die Benutzung dieses Buchs und die Umsetzung der darin ausgearbeiteten Informationen / Rezepte erfolgt ausdrücklich in eigener Verantwortung und Risiko. Das Werk, inklusive aller Inhalte, gewährt keine Gewähr oder Garantie für Korrektheit, Vollständigkeit, Qualität oder Aktualität der zur Verfügung gestellten Informationen. Fehlinformationen und Druckfehler sind nicht vollständig auszuschließen.

Was ist Manipulation?

Eigentlich scheint der Begriff der Manipulation weit und breit bekannt zu sein. Wenn man an Manipulation denkt, denkt man womöglich an kitschige Liebesfilme, bei denen ein Antagonist ein Liebespaar durch Lügen voneinander fernhalten möchte. Das funktioniert meistens erstaunlich gut, aber nur bis zu einem gewissen Grad.

Auch wenn der Begriff der Manipulation in der Regel negativ konnotiert ist, wollen wir in diesem Buch eine Analyse durchführen. Was bedeutet Manipulation überhaupt? Wie kann man den Begriff klar definieren und in welchen Situationen findet man Manipulation vor?

Man sollte nämlich stets im Hinterkopf behalten, dass Begriffe an sich nicht negativ oder positiv sein können. Es kommt immer auf den Kontext an, der die Bedeutung der Begriffe prägt. So kann ein Begriff in einem Kontext sehr negativ klingen, in einem anderen aber durchaus positiv.

Wenn wir uns den Begriff "Massenmedien" vor die Augen führen, können wir unterschiedliche Sätze bilden, die mit demselben Wort eine völlig unterschiedliche Wirkung entfalten. Schauen wir uns folgende zwei Beispiele an:

1. Unter Massenmedien versteht man Kommunikationsmedien, die eine große Personenanzahl erreichen.
2. "Massenmedien verdummen."

Im ersten Beispiel erscheinen Massenmedien eher als ein neutraler, technischer Begriff, der nicht bewertet wird. Im zweiten Beispiel hingegen wird eine wertende, eindeutig negativ konnotierte Bedeutung des Wortes "Massenmedien" geäußert.

Ähnlich schaut es mit der Manipulation aus: man hat eine bestimmte Überzeugung im Kopf. Diese lautet in der Regel "Manipulieren ist nicht moralisch bzw. nicht gerecht gegenüber der anderen Person." Doch selten macht man sich Gedanken, wer, wann, wie und warum manipuliert.

In diesem Buch haben wir uns genau das zum Ziel genommen: uns dem Begriff der Manipulation zu nähern und ihn unter die Lupe zu nehmen. Dabei soll die Analyse möglichst sachlich, neutral und wertfrei sein.

Darüber hinaus erfahren Sie, wie man eine manipulative Vorgehensweise nicht nur bei anderen, sondern auch bei sich selbst erkennen. Zudem können Sie an Ihren eigenen Manipulationstechniken feilen und diese gekonnt einzusetzen lernen.

Um einen möglichst grundsätzlichen Einstieg in das Thema "Manipulation" zu ermöglichen, beschäftigen wir uns im nächsten Kapitel damit, was hinter dem Begriff steckt: sowohl etymologisch als auch bedeutungstechnisch.

Der Begriff "Manipulation"

Der Begriff der Manipulation wurde über Ecken und Kanten in die deutsche Sprache integriert. Zunächst steckt im Wortstamm das lateinische Wort "manus", das übersetzt "Hand" bedeutet. Um sich nicht noch tiefer in den Lateindschungel zu graben, können wir zur französischen Weiterentwicklung übergehen: im Französischen entwickelte sich die eigentliche Bedeutung des Wortes "Manipulation". Wenn es im Lateinischen eigentlich recht harmlos war und lediglich eine geschickte Handhabung von etwas implizierte, wurde es im Französischen (und später auch im Deutschen) zum Wort für die Beeinflussung von menschlichem Handeln, Fühlen und Denken.

Das geschickte Handhaben steckt aber nach wie vor in der Wortbedeutung von "Manipulation": beim Manipulieren geht es vor allen Dingen darum, auf eine geschickte Art und Weise dafür zu sorgen, dass eine Person ihre Handlung nach Ihren Wünschen ausrichtet.

Wenn wir manipulieren, dann vollziehen wir immer eine Handlung. Zu einer Handlung gehören nämlich zwei Dinge:

1. das Verhalten
2. und vor allen Dingen eine Intention bzw. Absicht.

Wenn eines der Elemente fehlt, kann man nicht von einer Handlung sprechen und in diesem Fall auch nicht von einer Manipulation.

Was versteht man unter 'Verhalten'?

Unter Verhalten versteht man vor allen Dingen alle bewussten Veränderungen bei einem Lebewesen, in unserem Fall einem Menschen, die man äußerlich wahrnehmen kann. Wenn wir uns also vorstellen, dass mein Kopf juckt und ich ihn kratze, handelt es sich um eine Reiz-Reaktion: ich treffe keine Überlegung, bevor ich das Jucken beseitigen möchte, daher kann man hierbei nur von Verhalten, aber nicht von einer Handlung sprechen.

Verhalten können wir in zwei unterschiedliche Arten unterteilen:

- angeborenes Verhalten
- erworbenes Verhalten

angeborenes Verhalten

Das angeborene Verhalten ist selten bzw. nie manipulativ. Wenn ich im Dunkeln versuche, auf die Toilette zu gehen und mir dabei den kleinen Zeh an der Kommode stoße, werde ich sehr wahrscheinlich Schmerzen empfinden und darauf reagieren, indem ich meinen Fuß anhebe. Hierbei handelt es sich um Reflexe und Reiz-Reaktionen, die Menschen *automatisch* ausführen, ohne jemals gelernt zu haben, diese Reaktionen zu zeigen.

Das bedeutet, dass das angeborene Verhalten nicht erlernt wird und bei den meisten Menschen nicht identisch, aber sehr ähnlich ist. So wird mir nie einer beigebracht haben, dass man den Finger in den Mund steckt, wenn man sich geschnitten hat: das machen alle ganz automatisch, ohne Ratschläge von Außerhalb und von Geburt an.

erworbenes Verhalten

Das erworbene Verhalten hingegen hängt sehr stark mit der Sozialisation, der Kultur und dem familiären Hintergrund zusammen. Es ist das entscheidende Verhalten für manipulative Zwecke, denn es bestimmt darüber, was wir präsentieren können und was nicht.

Zum erworbenen Verhalten gehört beispielsweise die Tatsache, dass unterschiedliche Kulturen unterschiedliche Tischmanieren haben, die für den Großteil der Menschen innerhalb dieser Kultur selbstverständlich ist: wenn ich in Deutschland aufgewachsen bin, in Deutschland in den Kindergarten und zur Schule gegangen bin und aus einer Familie komme, die die Regeln kennt, werde ich wahrscheinlich wissen, dass man Nudeln mit einer Gabel isst. Ich werde in diesem Fall wahrscheinlich nicht am Tisch mit den Hand in die Nudeln greifen.

Dabei handelt es sich um ein angelerntes Verhalten, denn Babys und Kinder wissen bis zu einem gewissen Alter nicht, wie Tischmanieren funktionieren: sie packen mit der Hand in die Nudeln, weil sie nicht wissen, dass es sich nicht gehört.

Erst im Laufe der Erziehung lernen wir also das Verhalten, das uns gesellschaftstauglich macht und auch unseren sozialen Status prägt. Je nachdem, welche Erziehung ich genossen habe, kann ich mich entsprechend präsentieren - und auch manipulieren.

Was versteht man unter Intention?

Das Verhalten allein reicht aber für eine Handlung, egal ob manipulativ o.s., nicht aus. Wie weiter oben erwähnt, gehört auch die Absicht zu einer vollständigen Handlung. Der Begriff "Intention" kommt aus dem Lateinischen und bedeutet so viel wie "sein Bestreben/seinen Willen auf etwas richten".

Eine Intention braucht also immer einen Willen und ein Ziel. Das ist sinnvoll, wenn wir uns nochmal genau anschauen, was passiert, wenn wir handeln:

Wenn ich in Paris ein Foto vom Eiffelturm mache, um es später meiner Mutter zu schicken, handele ich. Warum?

Weil ich ein Ziel habe: nämlich, dass meine Mutter das Bild bekommt.

Und ich habe auch den Willen bzw. den Wunsch, dass meine Mutter das Bild bekommt: deswegen mache ich das Foto und sage anschließend nicht, dass ich es "vergessen" habe.

Die Ursachen für die vorliegende Intention sind in dem Fall nicht so wichtig: es könnte sein, dass ich der Bitte meiner Mutter folge, (1) **weil** sie meinen Urlaub in Paris finanziert. Es kann sein, dass sie mich gar nicht darum gebeten hat, ich ihr aber (2) einen Gefallen tun möchte.

Daraus können wir schlussfolgern, dass eine Intention stets mit der sozialen Beziehung zusammenhängt, die zwischen den beiden (oder mehreren) Personen besteht. Sollte ich mit meiner Mutter eine finanziell unabhängige, aber sehr innige Beziehung haben, so ist vielleicht die zweite Version plausibler, nämlich dass ich ihr einen Gefallen tun möchte. Ist die Beziehung oberflächlich oder ausschließlich vom Geld abhängig, könnte die erste Erklärung besser passen.

Manipulation als Handlung

Was hat das alles nun mit Manipulation zu tun? Das ist ganz einfach: jeder Mensch legt ein persönliches Verhalten an den Tag, das bei anderen Menschen gewisse Reaktionen auslöst. Dazu kommt die Absicht, die in das Verhalten eingeht.

Beim Manipulieren geht es also immer darum, einen eigenen Wunsch durch eine Handlung auszudrücken und damit eine andere (konkrete) Person zu beeinflussen. Man könnte Manipulation, wenn man nach der Machtdefinition von Max Weber geht, sogar als Machtgefälle beschreiben. Laut Weber ist Macht sinngemäß jede Chance, innerhalb einer sozialen Beziehung den eigenen Willen auch gegen Widerstreben durchzusetzen, gleichviel, worauf diese Chance beruht.

Klingt zunächst kompliziert, ist aber eigentlich ganz einfach:

Wenn ich meinen verheirateten Chef in der Stadt mit einer Frau gesehen habe, die nicht seine Ehefrau ist, und ein paar Fotos gemacht habe, die ihn kompromittieren, kann ich ihn manipulieren. Ich kann zu ihm hingehen und ganz klar kommunizieren, dass ich die entsprechenden Fotos seiner Frau zukommen lasse, wenn er meinen Lohn nicht erhöht. Durch die Fotos kann ich also meinen Willen (Lohnerhöhung) durchsetzen, auch gegen Widerstreben meines Chefs durchsetzen, also egal, ob er mir eine Lohnerhöhung geben möchte oder nicht.

Aber diese Handlung, nämlich Erpressung, passt auch zur Definition von Manipulation: nämlich die geschickte Beeinflussung von fremden Handlungen. Durch den Besitz der Fotos von meinem Chef, kann ich seine Handlung beeinflussen: er hat die Wahl, ob er meinem Willen folgt oder nicht, aber ich kann ihn durchaus dahin lenken, dass er es tut.

Dieses Beispiel ist aber sehr offensichtlich: es ist ganz einleuchtend, dass ich einen Eingriff in die Handlung des Anderen vornehme. Doch gibt es auch andere Arten und Weisen, Menschen zu manipulieren? Dafür zu sorgen, dass sie meinem Willen folgen oder ihre Handlungen an mich anpassen, ohne das zu merken?

Damit beschäftigen wir uns im folgenden Kapitel.

Welche Arten von Handlungen kann man unterscheiden?

Um zu verstehen, welche grundlegenden Arten von Manipulation zur Verfügung stehen, müssen wir grundsätzlich verstehen, welche Arten von Handlungen man unterscheiden kann. In diesem Buch unterscheiden wir zwischen dem

- transparenten und
- intransparenten Handeln.

transparentes Handeln

Das transparente Handeln bedeutet, dass die Absicht, die in der Handlung liegt, klar und deutlich erkennbar ist. Eine transparente Kommunikation bedarf keiner "Übersetzung" des Gegenübers. Einfacher ausgedrückt: wenn ich transparent Handeln möchte, sollte ich es so tun, dass andere sich keinen Kopf darüber zerbrechen muss, was ich eigentlich meine oder meinen könnte.

Ein Beispiel könnte das transparente Handeln veranschaulichen:

Jemand auf der Arbeit hält eine Präsentation, die absolut schrecklich ist. Die Folien sind überladen, der rote Faden fehlt, die Person stottert und liest nur von der Folie ab. Im gleichen Raum sitzen mehrere Kollegen. In der Feedback-Runde meldet sich einer und äußert eine klare, deutliche und konstruktive Kritik. Er sagt sowas wie:

"Ich fand, dass die Folien verwirrend waren."

"Du solltest das freie Sprechen üben, sonst kann man sehr schlecht folgen."

Die Kritik, die dieser Kollege ausspricht, ist eine transparente Handlung. Denn sollte sie objektiv auf den Vortrag zutreffen und sachlich sein, liegt keinerlei Beeinflussung vor.

Intransparentes Handeln

Das intransparente Handeln ist das, was wir als “durch die Blume sagen” verstehen können. Ich kann auf unterschiedliche Arten und Weisen meine Intention verschleiern bzw. verstecken. Ich kann das aus unterschiedlichen Gründen tun, aber immer mit dem Ziel, etwas bei der anderen Person zu erreichen.

Bei Manipulation handelt es sich immer um intransparentes Handeln: zu manipulieren bedeutet immer, seine eigentliche Absicht zu verbergen. Wenn man geschickt manipuliert, merkt die Person nicht, dass sie manipuliert wird. Wenn sie es merkt, ist es keine Manipulation mehr.

Sehen wir uns zwei unterschiedliche Beispiele für ein intransparentes Handeln an, das man als manipulativ beschreiben kann:

1. Meine Freundin oder mein Freund möchte Schluss machen (Intention des Gegenübers). Er/sie hat den Entschluss gefasst, weil die Gefühle vielleicht nicht mehr die gleichen sind oder, weil er/sie meint, dass unsere Ziele für die Zukunft nicht zueinander passen.

   Nun möchte ich die Beziehung aber behalten und überlege mir, wie ich ihn/sie beeinflussen kann (manipulieren kann), damit er/sie die Meinung ändert. Hierfür rolle ich, in Tränen aufgelöst, die gesamte Geschichte unserer Beziehung aus. Ich verfolge mit meinem Verhalten (weinen/Erinnerungen wecken) das Ziel (die Absicht), ihn/sie umzustimmen. So setze ich auf Mitleid, gemeinsame Erinnerungen etc.

Sollte er/sie sich umstimmen lassen und die Beziehung aus Mitleid fortführen, weil ich behaupte, ansonsten den Verstand zu verlieren, handelt es sich um eine intransparente Handlung, also Manipulation. Die Aussagen sollten dabei das umschreiben, was man eigentlich sagen möchte.

Was man eigentlich sagen möchte: "Verlass mich nicht, weil ich ansonsten nicht zurecht komme und mein Leben aus dem Ruder läuft."

Was man stattdessen sagt: "Erinnerst du dich als wir vor zwei Jahren noch im Urlaub glücklich waren? Was hat sich seitdem verändert? Magst du mich nicht mehr?"

Man appelliert an vergangene Zeiten und versucht unter Umständen schlechtes Gewissen hervorzurufen, seine Unbeholfenheit zu kommunizieren o.ä. Hierbei kann die Wirkung, die bei dem Freund/der Freundin ausgelöst wird, negativ oder positiv ausfallen.

Es kann also dazu kommen, dass

a. er/sie sich an vergangene Zeiten erinnert und sich umstimmen lässt, anschließend aber froh darüber ist, sich umentschieden zu haben. Hierbei würde es sich um eine positive Manipulation handeln, da die Person einen "Nutzen" davon trägt.

b. er/sie zwar immer noch davon überzeugt ist, Schluss machen zu wollen, aber dennoch bleibt, weil er/sie mich nicht verletzen möchte. Der Freund/die Freundin selbst wird dadurch aber wahrscheinlich selbst nicht glücklich, sodass die Wirkung deutlich negativ ist. Es handelt sich aber dennoch um eine gelungene Manipulation, da ich ihn/sie umstimmen konnte.

3. Ich möchte gerne an Wahlen teilnehmen und habe mich für eine Partei entschieden, von der ich denke, dass sie zu meinen Überzeugungen passt. Kurz vor den Wahlen wird mir aber im Internet ein Video vorgeschlagen, das den Parteitag einer anderen Partei zeigt. Dabei finde ich den Vorsitzenden dieser Partei so kompetent und überzeugend, dass ich mich kurzerhand umentscheide.

   Auch hierbei kann es sich um Manipulation positiver sowie negativer Natur handeln. Es kann aber auch sein, dass es sich überhaupt nicht um Manipulation handelt.

   a. <u>keine Manipulation</u>: ich kenne mich mit der politischen Sachlage aus und kann einschätzen, wie kompetent der Vorsitzende dieser Partei tatsächlich ist. Unter Umständen habe ich mich vor den Wahlen sehr genau darüber informiert, wo meine politischen Interessen liegen und kann genau einschätzen, ob die entsprechende Partei diese repräsentiert.

      Sollte der Vorsitzende also tatsächlich kompetent sein und mich **sachlich-argumentativ** überzeugen, würde es sich um eine mehr oder weniger transparente Handlung handeln und die Überzeugung wäre damit keine Manipulation.

   c. <u>positive Manipulation</u>: ich kenne mich mit der politischen Sachlage eigentlich überhaupt nicht aus und habe mich für eine Partei entschieden, ohne mir dabei großartig viele Gedanken zu machen. Nun sehe ich aber einen Vorsitzenden der Partei XY, der so überzeugend über Politik spricht, dass ich dazu motiviert werde, mich näher zu informieren. Nach einer gründlichen Recherche über diese Partei würde ich meine Entscheidung überdenken und mich für diese Partei entscheiden.

Hierbei handelt es sich zwar um Manipulation, da ich meine Absicht ändere und unter umständen auf die Autorität und/oder die Rhetorik des Vorsitzenden einfalle. Sollte diese Partei aber tatsächlich eher das Repräsentieren, was mir wichtig ist, handelt es sich um einen positiven Einfluss. Ich werde nämlich dazu motiviert, mich zu informieren: egal, ob wegen der Sympathie oder der tatsächlichen Kompetenz - das Informieren ist in jedem Fall eine positive Veränderung.

d. negative Manipulation: eigentlich wollte ich eine Partei wählen, die ich argumentativ überzeugend fand. Aber das Video der anderen Partei bzw. die Rede des Vorsitzenden fand ich so sympathisch, dass ich mich umentscheide, ohne rationale oder sachliche Gründe dafür nennen zu können. Sollte diese Partei aber eigentlich falsche Informationen verbreiten und mich zu einer emotionalen, nicht durchdachten Handlung verleiten, **ohne, dass ich das merke**, handelt es sich um einen negativen Einfluss. Man spricht von einem negativen Einfluss, da das Ziel bei demokratischen Wahlen, eigentlich eine durchdachte, rationale Entscheidung ist, von der ich abgelenkt werde.

Anhand dieser beiden Beispiele kann man zwei Dinge deutlich erkennen. Zum einen kann es sich bei jeder Situation um Manipulation handeln, sofern die Absicht nicht mit dem Gesagten oder Gemachten übereinstimmt. Das kann bewusst oder unbewusst geschehen: wir manipulieren uns gegenseitig, manchmal bewusst, manchmal unbewusst. Wir lassen uns aber auch beeinflussen: in einigen Fällen bewusst, wie bei dem Beispiel mit der Partei im zweiten Fall, in anderen Fällen wiederum unbewusst (ich denke, dass ich meinen Partner noch liebe, aber es handelt sich in Wirklichkeit um Mitleid).

Die Arten von Beeinflussung und Manipulation pauschal schwer auseinander zu halten. Daher ist es wichtig, sich auf die Details einzulassen und konkrete Situationen zu analysieren.

Zusammenfassung: Teil 1

1. Begriffe sind nicht per se negativ oder positiv. Die Bewertung ergibt sich aus dem Kontext des Gesagten.
2. Manipulation hat in gewisser Weise mit geschickter Handhabung anderer Menschen zu tun.
3. Manipulation ist eine Handlung.
4. Zu einer Handlung gehört immer ein bestimmtes Verhalten und eine Intention bzw. Absicht.
5. Das Verhalten kann angeboren oder erlernt sein. Das Verhalten bei manipulativen Handlungen ist meistens erlernt.
6. Die Intention hängt in der Regel von der vorliegenden sozialen Beziehung ab.

7. Manipulation kann man als Macht beschreiben: ich kann das Handeln der anderen Person beeinflussen, ohne dass sie es merkt oder sich dagegen wehren kann.
8. Man kann zwischen transparenten und intransparenten Handlungen unterscheiden.
9. Transparente Handlungen haben eine klare Botschaft. Sie müssen nicht von einer verborgenen Aussage in eine direkte Aussage übersetzt werden; die Person durchschaut meinen Wunsch/Willen sofort und kann selbst entscheiden, ob sie sich danach richtet. Daher sind transparente Handlungen nicht manipulativ.
10. Intransparente Handlungen sind meistens manipulativ: die eigentliche Aussage bzw. Intention wird "durch die Blume" vermittelt und die Person merkt womöglich nicht, dass man sie an der Nase herumführt.
11. Der Unterschied zwischen einer Handlung und Verhalten einer Person ist nicht immer ganz klar. So können Missverständnisse und Grauzonen entstehen.

Übung 1: Verhalten und Handeln unterscheiden

Kreuzen Sie Beispiele an, bei denen es sich eher um eine Handlung als Verhalten handelt. Überlegen Sie bei den Beispielen, die Sie für eine Handlung halten würden, inwiefern es sich um Verhalten handeln könnte. Überlegen Sie bei den Beispielen, die für Sie ein Verhalten darstellen, inwiefern es sich um eine Handlung gehen könnte.

- Es ist kalt, deswegen schließe ich das Fenster.

- Ein Mann hat versucht, meine Freundin in der Stadt anzumachen, also habe ich ihm einen Schlag ins Gesicht verpasst.
- Eine Sekretärin trägt immer einen sehr tiefen Ausschnitt, wenn der männliche Chef da ist. Wenn seine Frau in der Firma ist, kleidet sie sich eher dezent.
- Jemand hat sich von hinten an mich geschlichen und mich erschrocken. Deswegen habe ich die Person aus Versehen stark geschubst.
- Ich fahre mit der Bahn und mir gegenüber sitzt ein Mann/eine Frau, den/die ich sehr attraktiv finde. Also setze ich mich etwas aufrecht und überprüfe, ob meine Frisur/mein Hemd noch sitzt und lege mein Handy weg.

Übung 2: transparente und intransparente Handlungen unterscheiden

Kreuzen Sie die Aussagen an, die Sie eher als intransparente Handlungen einstufen würden. Überlegen Sie sich, warum Sie diese für intransparent halten. Überlegen Sie ebenso, warum Sie die übrigen Aussagen für transparente Handlungen halten würden.

- "Die Politik ist unser Kampffeld und wir werden die Sieger sein!"
- "Unsere Absicht ist die Erhöhung der Stundenlöhne und mehr Entlastung für alleinerziehende Mütter und Väter."
- "Könntest du mich jemals für eine schlechte Person halten?"
- "Ich denke, dass du an deinem Kleidungsstil arbeiten solltest."
- "Warum musst du immer so gemein zu mir sein?"

Manipulation – keine voreiligen Schlüsse ziehen!

Der Begriff der Manipulation ist in der alltäglichen Sprache deutlich negativ behaftet. Wenn man zu jemandem sagt, dass man das Gefühl hat, die Person würde einen manipulieren, würde kaum einer begeistert reagieren.

Aber in den ersten Kapiteln dieses Buches haben wir das, was hinter Manipulation genau unter die Lupe genommen und herausgefunden, dass es sich letztendlich "nur" um erfolgreiche Beeinflussung handelt. Wenn wir überlegen, wie wir mit anderen Menschen umgehen, dann stellen wir schnell fest, dass wir ständig oder zumindest häufig manipulieren.

Alleine, wenn ich in einem Bewerbungsgespräch gepflegt und eloquent auftrete, versuche ich mein Gegenüber zu manipulieren - ich beeinflusse ihn und erhoffe mir davon einen Job.

Das bedeutet in erster Linie, dass man sich von einem rein negativen Eindruck gegenüber der Manipulation als solcher lösen sollte. Wer sich dagegen wehrt oder nicht eingestehen möchte, dass er auch selbst andere Menschen manipuliert oder manipulieren möchte, wird kaum einen Einfluss gewinnen oder seine Wünsche durchsetzen können.

Manchmal gehört Manipulation sogar soweit zu einer Beziehung, dass man sie kaum wegdenken kann. Stellen wir uns eine Situation auf einer Party vor: ein Mann möchte mit einer Frau flirten. Um den Prozess der Sympathiegewinnung erfolgreich zu gestalten gibt es unterschiedliche Möglichkeiten; um ihn entweder unmoralisch oder erfolglos zu gestalten auch.

So stellt man sich schnell die Frage: wann ist Manipulation angebracht und hat einen positiven Einfluss auf mich und mein Gegenüber und wann ist sie unehrlich, wenn nicht gar unmoralisch? Denn es ist klar, dass es Arten der Manipulation gibt, die per se nicht gut sein können. Um dieser Frage auf den Grund zu gehen vertiefen wir die Aspekte der negativen und positiven Manipulation, die wir im vorigen Kapitel bereits angeschnitten haben.

Wie kann man Manipulation bewerten?

Um etwas zu bewerten, braucht man ein oder mehrere Kriterien, die eine stichhaltige Bewertung ermöglichen. In diesem Buch werden wir uns auf den Aspekt des Nutzens konzentrieren. Wir gehen davon aus, dass Menschen aus einer Interaktion möglichst viel Nutzen gewinnen wollen. Dabei geht es nicht unbedingt um materiellen Nutzen - wenn ich mit einer Frau an der Bar flirte und sie mich in mein Hotelzimmer begleitet oder mir ihre

Nummer gibt, habe ich bereits einen Nutzen aus der Interaktion geschlagen. Sollte Sie sich aber ein Cocktail ausgeben lassen und mich anschließend abservieren, ist der Nutzen nicht vorhanden.

Bei menschlichen Beziehungen gilt meistens das Prinzip der Gegenseitigkeit - "wie du mir, so ich dir." Das ist natürlich nicht immer so, aber in der Untersuchung der Manipulation hilft uns dieser Ansatz.

Das bedeutet, dass wir im Folgenden die Bewertung der Manipulation von der Größe des Nutzens abhängig machen.

Wann ist Manipulation positiv?

Man kann von einer positiven Manipulation sprechen, wenn **sowohl der Manipulierende als auch der Manipulierte einen Nutzen aus der Manipulation gewinnen können.**

Stellen wir uns nochmal eine Situation vor, bei der es sich um eine positive Manipulation handelt:

A möchte sich für einen Job bewerben und wird zu einem Bewerbungsgespräch eingeladen. Er zieht sich schick an, bereitet alle Unterlagen vor und macht einen richtig guten Eindruck. Er drückt sich sehr eloquent aus und ist rhetorisch generell sehr geschickt. Womöglich hat er sich vorher informiert, wie man mit Körpersprache Selbstbewusstsein und Kompetenz ausstrahlen kann. Aber auch wenn er das nicht getan hat, strahlt er diese Qualitäten aus.

Wenn A tatsächlich qualifiziert ist, ist B überzeugt und stellt A ein.

A hat einen Nutzen von dieser Manipulation getragen. Er hat eine Stelle bekommen, auf die er sich beworben hat, weil er den richtigen Eindruck vermitteln konnte.

Aber auch B konnte einen Nutzen gewinnen: er hat einen kompetenten Bewerber eingestellt, der nicht nur sachlich kompetent ist, sondern auch zahlreiche soziale Kompetenzen und Qualifikationen mitbringt. Es handelt sich also um eine Win-Win-Situation.

Es liegt aber eindeutig eine Manipulation vor, da A mit Rhetorik und Körpersprache sowie einer äußeren Sympathie punkten konnte. Somit wurde die Entscheidung, A einzustellen, **nicht nur** nach seiner fachlichen Qualifikation gefällt. Somit hat A einen Vorteil gegenüber anderen Bewerbern, die fachlich kompetent sind, aber nicht rhetorisch geschickt waren oder eine Sympathie aufbauen konnten.

Wann ist Manipulation negativ?

Stellen wir uns die gleiche Situation vor, spielen diese aber auf eine Weise durch, auf die es sich um eine negative Manipulation handeln würde.

Bewerber A bekommt ein Bewerbungsgespräch bei B und geht dorthin. Er putzt sich heraus, zieht sich schick an und bereitet seine Unterlagen vor. Im Bewerbungsgespräch trägt er dick auf, macht den bestmöglichen Eindruck und suggeriert nicht nur Sympathie, sondern auch Kompetenz.

B ist von A überzeugt und stellt ihn ein. In der Probezeit stellt er aber bereits fest, dass A nicht das einhalten kann, was er versprochen hat. Er ist weder teamfähig noch fleißig, auch wenn er diesen Eindruck im Bewerbungsgespräch überzeugend suggerieren konnte.

A trägt in dem Fall einen Nutzen von seiner Manipulation: er hat den Job bekommen, indem er ein Bild von sich vorgetäuscht hat. Zwar handelt es sich womöglich nicht um einen langfristigen Nutzen, aber A könnte diesen durchaus herstellen. Er könnte beispielsweise seine Kollegen dazu bringen, ihm ständig zu helfen und deren Hilfe als Eigenleistung ausgeben. So würde er mit Manipulation sogar einen langfristigen Nutzen gewinnen können.

B hat aber keinen Nutzen ertragen können: er hat einen inkompetenten Mitarbeiter eingestellt, der nichts zum Wohlbefinden des Unternehmens beiträgt. In dem Fall hat der Eindruck getäuscht und eine negative Manipulation stattgefunden.

An diesen zwei Beispielen sehen wir, in welche Richtungen sich Manipulation entwickeln kann. Darüber hinaus kann man erkennen, dass das Verhalten, das wir als nicht manipulativ einschätzen würden, dennoch manipulativ ist. Man würde meinen, einen guten Eindruck im Bewerbungsgespräch erzeugen zu wollen ist ein ganz plausibler Wunsch. Aber ein plausibler Wunsch und Manipulation gehen häufiger miteinander einher, als man denkt. Daher haben wir in der folgenden Übung ein paar Situationen zusammengestellt, an denen Sie üben können, positive Manipulation von negativer Manipulation zu unterscheiden.

Übung 3: Positive und negative Manipulation

Überlegen Sie bei den jeweiligen Beispielen, ob es sich *eher um positive oder negative Manipulation handelt. Erklären Sie sich selbst oder besprechen Sie mit einer weiteren Person, warum Sie sich für die entsprechende Antwortmöglichkeit entschieden haben.*

*Tragen Sie im dazugehörigen Kästchen **p** für positiv und **n** für negativ.*

- Eine Freundin, mit der ich seit Jahren befreundet bin, bittet mich immer wieder um einige Gefallen. Sie selbst hat aber nie Zeit, um mir einen Gefallen zu tun. Nun möchte ich ihr eigentlich keinen Gefallen mehr tun, wenn sie mich um einen bittet. Aber als ich ihr zu verstehen gebe, dass ich ihr nicht helfen möchte, appelliert sie an die langjährige Freundschaft und ich gebe nach.
- Mein Kind möchte kein Gemüse essen, also mache ich Spinatpancakes. Mein Kind merkt nicht, dass darin Spinat ist, und isst sie komplett auf, ohne Drama zu machen.
- Auf der Arbeit findet ein kleines Meeting statt. Ich bin aber überhaupt nicht vorbereitet und soll dennoch einen Vortrag halten. Also stelle ich mich vorne hin und versuche mich mit Rhetorik aus der Situation zu retten, indem ich wichtig klingende Aussagen von mir gebe, die an sich inhaltslos sind.

Dadurch kann ich aber Anerkennung erreichen und den Glauben in meine Kompetenz bestärken.

- Eine Freundin studiert Mathematik. Nun brauche ich ein bisschen Hilfe bei einer mathematischen Aufgabe und bitte sie darum, mir zu helfen. Ich sage, dass es auch für sie sinnvoll ist, weil man durch das Erklären den Stoff wiederholen und besser verstehen kann. Sie willigt ein, mir zu helfen.

Warum manipulieren Menschen sich gegenseitig? – Psychologie der Manipulation

Die Frage, warum Menschen sich gegenseitig manipulieren, mag naiv erscheinen. Wenn ich meiner Mutter ein Frühstück ins Bett bringe, die gesamte Wohnung sauber mache und ausnahmsweise einkaufen gehe, könnte es sich natürlich um einfache Hilfe handeln. Sollte sie mich aber verwundert anschauen und fragen, was denn bloß los ist und meine Absicht eigentlich war, auf diese Weise etwas Geld für einen Kinoabend mit Freunden zu entlocken, sieht das Ganze etwas anders aus.

Aber warum der ganze Aufwand? In dem Fall erscheint die Manipulation aufwendig. Diese Frage kann man mit Folgendem zu beantworten versuchen: warum sollte man sich mehr Aufwand machen als man eigentlich müsste? Die naheliegendste Antwort ist: weil es womöglich nicht anders geht.

Vielleicht hat meine Mutter mir am Abend davor gesagt, dass ich kein Geld mehr für Freizeitaktivitäten bekomme, weil ich ihr nie im Haushalt helfe. Es wäre äußerst unklug bzw. eher ungeschickt, am nächsten Tag direkt zu Fragen. Es ist zwar eine schnelle Methode, aber so ineffektiv wie man sich sie nur vorstellen könnte.

Wenn wir von einem rational handelnden Menschen ausgehen, ist der Aufwand der möglichst proportionale zum gewünschten Ergebnis: ich schenke meiner Mutter nicht den Mond, aber ich erfülle ihren Wunsch, damit sie meinen erfüllt. Das Paradigma hier: möglichst großer Nutzen bei einem möglichst kleinen Aufwand.

Aber auch ein sozial handelnder Mensch versteht, warum das Helfen an der Stelle wichtig bzw. entscheidend ist: wenn jemand unzufrieden ist, versucht man, diese Unzufriedenheit zu begleichen, um die Person wieder für sich selbst zu gewinnen.

Somit können wir die Frage zusammenfassend folgendermaßen beantworten: Menschen manipulieren sich gegenseitig, um einen Vorteil zu sichern. Dabei kann es sich um einen materiellen, sozialen, emotionalen o.s. Vorteil handeln.

Grundsätzlich wird man sich darauf einigen können, dass Menschen immer etwas voneinander wollen. Selbst das "in Ruhe gelassen werden"-Wollen bezieht sich auf andere Menschen: man könnte meinen, dass man ja gerade nichts will, aber das nichts ist in dem Fall eben doch etwas. Wir wollen, dass Menschen so handeln, wie wir wollen. Wir wollen nicht, dass eine Person, auf die ich keine Lust habe, mich belästigt. Tut sie es doch - geht mein Wunsch in Bezug auf ihr Handeln nicht in Erfüllung.

Manipulation scheint daher manchmal nicht nur eine gute Strategie zu sein, sondern auch die einzige. Es ist sehr schwer, eine Trennlinie zu ziehen, wenn es um transparentes und intransparentes Handeln geht. Auf diese Weise kann ich eine vermeintlich sachliche Argumentation mit einem bezaubernden Lächeln oder unangebrachten Gesten verzerren.

Das "Warum" an dieser Stelle ist daher nicht sonderlich erkenntnisreich. Wir wissen, dass wir alle etwas voneinander wollen. Warum wir es tun, also was die Ursache für die sozialen Beziehungen ist, die unter uns bestehen, ist schwer festzustellen. Man könnte mehrere Theorien aufstellen, aber diese sind sehr weit davon entfernt, was wir als lebenspraktisch bezeichnen würden.

Um Manipulation und die Zielsetzung dahinter zu verstehen, ist es daher empfehlenswerter, sich nicht die Frage nach den Ursachen zu stellen, sondern nach den Zusammenhängen, in denen besonders viel und häufig manipuliert wird. Im dritten Teil des Buches werden Sie eine weitere praktisch ausgerichtete Frage vorfinden: wie wird manipuliert und wie kann man das erkennen?

Das Wissen über die Gründe ist nicht gewinnbringend: wenn Sie herausfinden, dass Ihre Freundin sehr manipulativ ist, weil sie in der Familie immer lügen musste, um zu bekommen, was sie möchte (z.B. Aufmerksamkeit), dann kann man sich damit an Profis wenden und eine (womöglich) krankhafte Tendenz behandeln lassen.

Aber bevor das geschehen kann, muss ein entscheidender Schritt vorher gegangen werden: die Erkenntnis, dass unsere Freunde und Partner uns manipulieren, ist nicht selbstverständlich. Und die Art und Weise, auf die sie es tun, ist manchmal auch nicht mit bloßem Auge erkennbar.

In welchen Zusammenhängen manipulieren Menschen sich gegenseitig?

Natürlich findet Manipulation nicht nur im Privaten statt: gerade in der Öffentlichkeit wird ohne Ende manipuliert. Allein, wenn man sich die Politik, die Medien, diverse soziale Gruppen etc. anschauen, werden wir feststellen, dass es am laufenden Bande um Einflussnahme geht. Wenn wir in diesen Abschnitt eintauchen, sollten Sie nach wie vor im Hinterkopf behalten, dass Manipulation auch in der Öffentlichkeit weder per se negativ noch immer vermeidbar ist.

In diesem Kapitel werden wir uns folgende Bereiche anschauen, in denen Manipulation sehr verbreitet ist:

- Familie
- Freunde
- Politik
- Medien
- Arbeit
- (vermeintliche) Wissenschaft

Manipulation in der Familie

Manipulation in Familien ist sehr weit verbreitet. Sie hat unter anderem mit gewissen Rollenverteilungen und Selbstverständnissen der Familienmitglieder zu tun. Es gibt unterschiedliche, typische Konstellationen, in denen Manipuliert wird, an denen man sich theoretisch abarbeiten kann.

a. Teenager und Pubertierende manipulieren sehr häufig, da sie dabei sind, ihre Autonomie zu entdecken. Ist es anfangs so, dass Eltern einen systematischen Einfluss auf Kinder haben, den diese wie ein Schwamm aufnehmen, kommen mit der Pubertät neue Überzeugungen und Wünsche hinzu.

   Wenn ein Sechsjähriger nicht einfach von zuhause abhauen kann, weil er einen Fernsehverbot bekommen hat oder ins Bett gehen soll, kann ein Vierzehnjähriger sich aktiv wehren.

   Man mag solche Aktionen nicht als Manipulation betrachten, aber es handelt sich um Manipulation im wahrsten Sinne des Wortes: wenn ein Jugendlicher sich die Haare blau färbt, um die Mutter herauszufordern, die eigentlich dagegen ist, interagiert er mit ihr intransparent. Die äußere Message mag sich um die neuen Haare drehen, die eigentliche Absicht liegt aber darin, eigene Entscheidungskraft zu beweisen.

   Durch die voranschreitende Sozialisation in neuen Bildungseinrichtungen werden die Strategien immer filigraner und die Wünsche verändern sich: Eltern und Kinder geraten in Konflikte, alte Machtstrukturen entwickeln sich weiter.

b. Auch zwischen Partnern in Familien wird nicht zu selten manipuliert: wenn der Mann zu viel arbeitet, was der Frau nicht gefällt, zeigt sie ihre Unzufriedenheit, indem sie aufhört, mit ihm zu sprechen. Abgedroschenes Beispiel mit einer hohen Bildlichkeit und Erklärungskraft: die eigentliche Absicht wird intransparent kommuniziert, die Aussage mit dem Schweigen verschleiert.

Andersherum kann man klassische Beispiele ebenso sehr schön unter die Lupe nehmen: der Mann möchte, dass die Frau zuhause bleibt und auf die Kinder aufpasst, den Haushalt führt und "die Gemütlichkeit" aufrecht erhält. Sollte die Frau das eigentlich nicht wollen, die Manipulation seinerseits aber erfolgreich abläuft, bleibt sie zuhause, auch wenn sie gerne arbeiten würde. Solche Situationen kommen beispielsweise zustande, wenn die Mutter viele Jahre auf die Kinder aufgepasst hat und, sobald diese erwachsen sind und keine Betreuung mehr brauchen, wieder arbeiten möchte. Der Mann hält den Mythos der Gemütlichkeit o.ä. weiterhin aufrecht und die eigentlichen Gründe kommen zum Vorschein: so kann ein Grund sein, dass er ihre Abhängigkeit von seinem Einkommen weiterhin aufrecht erhalten möchte.

Es mag sich wie erwähnt, um sehr banale Beispiele handeln. Aber sie sind einleuchtende Einstiegsbeispiele, die einen guten Blick dafür geben, wo Manipulation in Familien stattfinden kann. Es ist wichtig, solche Situationen als manipulativ zu kennzeichnen: zwar mag man als stiller Beobachter direkt erkennen, dass es sich um Manipulation handelt. Die manipulierte Person merkt das aber nicht, da geglückte Manipulation immer unentdeckt bleibt.

Manipulation unter Freunden

Da Freundschaft natürlich soziale Beziehungen sind und auf gegenseitiger Abhängigkeit basieren, sind sie meistens manipulativ. Auch hier werden wir uns genau anschauen, inwiefern freundschaften teilweise sogar zwangsläufig manipulativ sind und in welchen Aspekten die Manipulation zu einem gemeinen Spiel wird.

a. Freundschaften sind in erster Linie manipulativ, wenn man sich seine Freunde aufgrund von "Ausstrahlung" oder "Charisma" aussuchen. Diese Faktoren sind manchmal schwer zu begründen. Denken Sie an Ihren besten Freund oder Ihre beste Freundin und stellen Sie sich folgende Fragen:

   - Warum bin ich ausgerechnet mit ihr/ihm befreundet?
   - Was macht ihn/sie besonders?
   - Inwiefern bin ich von ihr/ihm abhängig?

   Es werden sich kaum objektive Antworten finden lassen, noch mehr: die meisten haben Schwierigkeiten damit, eine Freundschaft stichhaltig zu begründen. Manchmal halten Freundschaften durch gewisse Lebenssituationen, die man gemeinsam überwunden hat. Manchmal dadurch, dass man den anderen aus einer subjektiven Perspektive heraus sehr einzigartig findet.

   So kann man sich nicht einfach einen Ersatz suchen und damit besteht man in einer Abhängigkeit: sie muss, wir auch in anderen Fällen keineswegs materiell sein. Es reicht schon, wenn man das Gefühl hat, man kann ohne den anderen gar keinen Spaß haben etc.

Wenn Freundschaften geknüpft werden, macht sich kaum einer aktiv Gedanken darüber, warum es ausgerechnet mit dieser Person so gut läuft. Man lässt sich vom äußeren Erscheinen oder einer Art und Weise, sich zu präsentieren, überzeugt. Auch Einstellungen, Überzeugungen und Humor spielen eine wichtige Rolle - *beeinflussen uns.*

Im Grunde genommen hängt eine Freundschaft, sofern sie nicht berechnend oder rein pragmatisch ist (oder vorgespielt), immer mit einer Art von positiver Manipulation zusammen. Man gibt sich gegenseitig etwas, das man von anderen nicht bekommt, aber auf eine Art und Weise, dass beide mit dem erzielten Nutzen zufrieden sind.

b. Natürlich kann es auch bei Freundschaften dazu kommen, dass auf Kosten des anderen manipuliert wird. Wenn ich weiß, dass mein Freund/meine Freundin nicht wirklich nein sagen kann und ich ihn/sie immer darum bitte, mir Geld auszuleihen, nutze ich seine/ihre Schwäche für meine Zwecke. Wenn ich dabei meine eigene Situation immer dramatisch darstelle oder gar übertreibe, liegt eindeutig eine negative Manipulation vor. Solche Aussagen wie "dir geht es doch besser als mir", gerade wenn sie nicht stimmen oder stark übertrieben sind, sind hochgradig manipulativ. Dabei macht das Gegenüber nur Verluste: es bekommt nicht nur ein negatives Gefühl, dass es nämlich in der besseren Lage ist und daher nicht das Recht hat, mir nein zu sagen, sondern wird auch in ein Scheindilemma gebracht, das es womöglich gar nicht durchschaut.

Manipulation in der Politik

Es wird kein Geheimnis sein, dass Manipulation in der Politik Gang und Gäbe ist. Ein Politiker, der uns nicht mit sachlichen Argumenten, sondern mit einem hübschen Kostüm und aufpolierter Sprache überredet, manipuliert. Aber auch generell spielt Sympathie in der Politik eine nicht unwesentliche Rolle.

Gerade in diesem Bereich sollte man besonders darauf achten, sich nicht aus dem Konzept bringen zu lassen: gerade populistische bzw. generell extremistische Gruppierungen nutzen das Konzept der Manipulation für ihre Zwecke. Das kann man auf unterschiedlichen Ebenen durchschauen: man kann die manipulative Art auf der sprachlichen, non-verbalen und organisatorischen Ebene erkennen.

Wie genau Manipulation funktioniert, erfahren Sie im nächsten Kapitel. Doch bevor man ans Eingemachte geht, stellt man sich die Frage: warum genau ist es relevant?

Manipulation in diesem Bereich ist häufig besonders sachte und wirkt sich auf viele unserer Lebensrealitäten aus. Schnell ist man eingelullt von ausgiebigen Wahlversprechen und genauso schnell merkt man, dass sie unrealistisch waren. Das fiese daran (wie an der Manipulation selbst immer): leider zu spät. In dem

Moment ist die Entscheidung durch und man kann nur noch sehr mühsam etwas bewirken.

Manipulation in den Medien

Gerade in den Medien gibt es die unterschiedlichsten Varianten der Manipulation: Videomanipulation, Bildmanipulation, verzerrte Darstellung von Tatsachen sowie vermeintliche Experten und alternative Fakten.

Heutzutage wimmelt es nur so vor lauter Medien, die uns mit Informationen und Unterhaltung versorgen wollen. Doch auf diese Weise wird eine Menge an falschen oder zumindest nicht ganz richtigen Eindrücken vermittelt. Bunte Überschriften, die sofort auffallen und flotte Sprüche sorgen für einen Wow-Effekt und Aufmerksamkeit des Konsumenten. Aber sie bleiben häufig beim Schockmoment, ohne irgendwas aufzulösen. So schafft es die Boulevardpresse aus einem Ski-Unfall eine nationale Tragödie zu machen.

Vor allen Dingen soziale Netzwerke bieten viel Platz für falsche und verzerrte Darstellungen: auf den Bildern sieht man lauter Menschen, die ihr Leben im Griff haben, ständig schön essen gehen, gefühlt nie Augenringe haben und immer glücklich sind. Genau das wollen sie auch vermitteln, nur lässt sich das schwer im Alltag vorstellen.

Sie verfolgen die Absicht, uns und womöglich auch sich selbst zu zeigen, wie bunt und sorglos ihr Leben ist. Die Scheinwelt, die dadurch erschaffen wird, kann sowohl positive als auch negative Auswirkungen haben:

a. Sollte es sich um positive Manipulation durch soziale Netzwerke handeln, kann bei Konsumenten Motivation gefördert werden. So erfüllen die Menschen in gewisser Weise eine Vorbildfunktion, die ihre Follower dazu motivieren kann, mehr Sport zu machen, sich gesünder zu ernähren oder kreativer zu werden. Gerade, weil zahlreiche Sportler, Künstler und Personen des öffentlichen Lebens sich auf sozialen Online-Plattformen tummeln, beeinflussen sie uns aktiv.

   Eine positive Manipulation bzw. Beeinflussung kann beispielsweise dadurch zustande kommen, dass ich mich für Politik begeistern kann, weil es einen Podcast gibt, der mir die Inhalte einfach und interessant vermitteln kann.

   Wie genau Manipulation in sozialen Netzwerken möglich ist und wie man diese für sich nutzbar machen kann, erfahren Sie im nächsten Kapitel des Buches. Zunächst schauen wir uns auch die Schattenseiten der digitalen Welt an, um uns auf mögliche Fallen vorzubereiten.

b. Negative Manipulation kann auf vielfältige Arten und Weisen zustande kommen, wenn es sich um soziale Netzwerke und digitale Angebote handelt. Simple Beispiele sind hierfür: Werbung und vermeintliche 'Geheimtipps' von Influencern und Co.

   Werbung manipuliert uns: die Absicht, uns etwas zu verkaufen, teilweise penetrant aufzudrängen, wird mit netten Videos und scheinbaren Fakten untermauert. Auch wenn ich nicht die Absicht hatte, mir ein neues Pflegemittel für das Gesicht zu kaufen, werden wir dazu bewegt uns doch etwas zu bestellen. Das geht schnell und uns wird häufig suggeriert, gar nicht lange überlegen zu müssen.

Womöglich habe ich meine Sportsachen, die ich seit Jahren für Sport verwende: sie passen mir sehr gut und bequem sind sie auch. Aber wenn ich mit Werbung für atmungsaktive Leggings terrorisiert werde, entwickelt sich bei mir unter Umständen das Bedürfnis, mir eine solche zu holen. Egal, ob ich sie tatsächlich brauche oder nicht - die Manipulation findet in dem Moment statt, in dem ich meine Absicht aufgrund der Werbung verändere.

Wenn ich Glück habe, handelt es sich um positive Manipulation. Doch häufig fragen wir uns hinterher: 'Warum habe ich dafür mein Geld ausgegeben? *Ich brauche das doch eigentlich gar nicht.*' In diesem Moment merke ich, dass ich überhaupt keinen Nutzen aus dieser Manipulation gewinnen konnte. Klassischerweise merke ich das, nachdem die Manipulation bereits erfolgreich war: der Anbieter hat mein Geld bereits in der Tasche und ich stehe mit meiner atmungsaktiven Leggings blöd da.

Aufgabe: Beobachten Sie die Werbung, die auf Sie einwirkt, aktiv. Egal, ob Sie im Internet unterwegs sind oder einen aufgeklebten Banner in der Bahn sehen. Überlegen Sie, ob die entsprechende Werbung ein Bedürfnis suggeriert, sich auf das präsentierte Produkt einzulassen. Wenn es der Fall sein sollte, analysieren Sie, warum ausgerechnet diese Werbung es geschafft hat, sich in ihren Denkprozess einzunisten.

Denken Sie darüber nach, ob die Werbung für Sie eine eher positive oder eher eine negative Manipulation darstellen würde.

Manipulation auf der Arbeit

Manipulation auf der Arbeit ist der Klassiker. Sie kann von mehreren Personen(-gruppen) ausgehen und sich an mehrere Personen(-gruppen) richten. Dabei kann es sich um folgende Situationen handeln:

1. Manipulation durch den Chef
2. Manipulation durch die Kollegen im Alltag
3. Manipulation durch die Kollegen in einem Gruppenprojekt
4. Manipulation der Kunden/Gäste etc.

Manipulation durch den Chef

Zwischen einem Vorgesetzten und einem Arbeitnehmer liegt in der Regel ein Machtgefälle vor. Da wir gelernt haben, dass a) alle Menschen manipulieren und b) Macht die Chancen für eine erfolgreiche Manipulation erhöht, können wir in dieser Beziehungen auf jeden Fall von manipulativen Vorgängen ausgehen.

Wann ist Manipulation durch den Chef positiv?

Manipulation kann man einsetzen, wenn man die Produktivität oder die Motivation der Mitarbeiter ankurbeln möchte. Allein

Boni und Prämien sind manipulative Gesten, die den Mitarbeiter bzw. den Arbeitnehmer dazu bewegen, besser zu arbeiten.

Aber auch Aufstiegschancen sind häufig ein Faktor, mit dem ein Vorgesetzter spielen kann. Nehmen wir an, dass Sie befördert werden wollen. Der Chef erfährt Ihren Wunsch (auf welche Art und Weise auch immer). Er bittet Sie in sein Büro und sagt: "Für die Stelle XY brauchen wir einen engagierten Mitarbeiter, der seine Arbeit nach bestem Wissen und Gewissen ausführt. Sie haben da beste Aussichten."

In dem Fall kann man davon ausgehen, dass die eigentliche Aussage und das Gesagte voneinander abweichen. Vermutlich wird die Message sein, dass Sie weiterhin so arbeiten sollten, wie Sie es bereits tun. Aber Sie sollen auch nicht nachlassen, weil Sie ansonsten nicht engagiert genug wären oder Ihre Aufgaben nicht nach bestem Wissen und Gewissen erfüllen.

Die eigentliche Aussage wäre also wahrscheinlich: "Arbeiten Sie weiter wie bisher und wir schauen, ob Sie für den Job geeignet sind". Die manipulative Umschreibung dieser Message erzeugt aber mehr Druck, ist subtiler und klingt insgesamt motivierender. Sollten Sie die Stelle anschließend bekommen, weil Sie ein positives Feedback bekommen haben und deswegen drangeblieben sind, verlief die Manipulation für beide positiv.

Wann ist Manipulation durch den Chef negativ?

Negativ ist die Manipulation dann, wenn der Chef Sie klassischerweise 'ausnutzt'. Das Ausnutzen passt zu unserer Definition von einer negativen Manipulation: einer bekommt das, was er möchte und der andere bleibt bei 0 oder macht gar Verluste.

Greifen wir das Beispiel auf dem vorherigen Abschnitt auf, bei dem es sich um positive Manipulation gehandelt hat und münzen wir es in eine negative Manipulation um:

Sollte ein solches Gespräch regelmäßig stattfinden und immer mit Überstunden und übermäßiger Arbeit verbunden sein, ohne dass die Beförderung näher zu kommen scheint, handelt es sich vermutlich um negative Manipulation.

Manche Chefs gehen wie Menschen vor, die einen Esel zum Weiterlaufen bringen wollen, ohne dafür viel einbüßen zu müssen: anstatt den Esel mit Möhren zu füttern, hängen Sie die Möhre an eine Schnur und überlassen den Esel vergeblichen Mühen. Er läuft der Möhre nach und denkt, dass er sie fast hat, aber eigentlich ist er ihr keinen Zentimeter näher gekommen.

Wenn wir uns vorstellen, dass die Möhre die Beförderung ist und der Chef der Eselflüsterer, klärt sich das Bild der negativen Manipulation auf: sie suggeriert einen Erfolg bzw. eine Entwicklung, bringt uns dazu, mehr zu Arbeiten etc., aber der Nutzen steigt überhaupt nicht an.

Manipulation durch die Kollegen

Nicht nur der Chef, sondern auch Kollegen können uns auf vielfältige Weise beeinflussen ergo manipulieren.

Zum einen liegt eine positive Manipulation vor, wenn sie besonders fleißig oder zuvorkommend sind. Eine angenehme Arbeitsatmosphäre steigert die Produktivität und Kollegen als Vorbilder motivieren zum Arbeiten. Wenn man seine Kollegen zu schätzen weiß und sich auf sie verlassen kann, wird man positiv beeinflusst, der Nutzen wird maximiert: die Arbeit zeichnet sich durch bessere Qualität aus, die Quote der Trittbrettfahrer nimmt ab und man selbst kann einen positiven Zugang zur Tätigkeit finden.

Zum anderen findet man aber auch Kollektive, bei denen (Macht-)Strukturen genutzt werden, um den eigenen Nutzen zu maximieren - egal, ob das auf Kosten der Kollegen geht. Das sieht man vor allen Dingen bei Aushilfen und Praktikanten, an die teilweise langweilige und unbeliebte Aufgaben delegiert werden, die anderen Kollegen eigentlich in gleicher Weise zustehen.

So wird häufig auf Autoritäten und Unwissenheit der neuen Kollegen appelliert; anstatt zu helfen oder gewisse Tätigkeiten zu erklären, werden sie dem Neuzugang vorenthalten. Wie genau das geschieht, schauen wir uns im nächsten Kapitel an. Aber gerade solche Fallen zu erkennen und diese zu umgehen, ist häufig sehr wichtig.

Manipulation der Kunden/Gäste etc.

Je nachdem, in welcher Branche man arbeitet, kann die Manipulation von Kunden o.ä. sehr wichtig sein.

Das Werben für das entsprechende Unternehmen oder Kundengewinnung hat nahezu immer mit Beeinflussung zu tun: die Unternehmensziele, die Produkte sowie der Ablauf der Geschäfte und die Präsentation des Unternehmens nach außen können eine ganze Menge bewirken.

Sollte das Unternehmen beispielsweise ein besseres Marketing fahren und dadurch die Realität verzerren, hat der Kunde am Ende des Tages einen geringeren Nutzen und wurde im Grunde getäuscht, also negativ manipuliert.

Entspricht das Versprechen aber der Realität und das Marketing hat die Qualität nur positiv untermalt, so haben sowohl der Kunde als auch das Unternehmen Gewinn gemacht.

Aufgabe: *Überlegen Sie, in welchen Situationen auf der Arbeit Manipulation für Sie eine Rolle spielt. Müssen Sie teilweise manipulieren, um Ihre Ziele und Vorgaben durchzusetzen oder werden Sie eher manipuliert? Analysieren Sie das Nutzen-Kosten-Verhältnis: überwiegt eher positive oder negative Manipulation?*

Manipulation in der Wissenschaft

Womöglich wäre die Formulierung durch Wissenschaft angebrachter, zumindest, wenn es um unseren Alltag geht. Schaut man sich soziale Netzwerke oder generell Medien an, liest man häufig von "Experten" und "Studien", die angeblich irgendwas belegt haben.

Zu unterscheiden, in welchen Fällen es sich um echte Wissenschaft handelt und in welchen Fällen man von Pseudowissenschaft manipuliert wird, ist eigentlich verhältnismäßig einfach, wenn auch nicht immer. Zu schmal ist der Grat für nicht eingeweihte, sodass eine vermeintlich wissenschaftliche Aussage schnell die Runde macht. Man bezieht sich immer wieder auf wissenschaftliche Autoritäten, versucht etwas als Wissenschaft auszugeben, um Profit zu schlagen. Wenn irgendwo "wissenschaftlich" oder "Studie" draufsteht, erwartet man vermeintlich ernstzunehmende und wahre Inhalte.

In diesem Buch verfolgen wir die Meinung, dass eine solche Manipulation stets negativ ist. Um das zu verstehen, sollte man zunächst verstehen, was Wissenschaft eigentlich möchte. In der Wissenschaft geht es vor allen Dingen darum, wahre und falsche Aussagen zu generieren. Man versucht, Wissen zu produzieren, das man überprüfen kann. Dieses sollte Quellen vorweisen können oder andere Daten, auf die man sich beziehen kann, um das entsprechende Wissen bzw. die vorliegende Aussage zu überprüfen.

Was genau hat das mit Manipulation zu tun? Schauen wir uns beispielsweise Werbung an: ein Mann mit weißen Haaren, in einem weißen Kittel und mit einem vermeintlichen Doktortitel erklärt uns, dass das Mittelchen, das er verkauft, gegen Haarausfall hilft. Er wirkt wie ein Wissenschaftler aus dem Bilderbuch und auch zahlreiche, nicht beschriftete Grafiken sollen seine Aussagen untermauern.

Natürlich verfolgt der Anbieter der Werbung, um die es in dem Fall handelt, nicht die Absicht, uns wissenschaftlich über das Produkt oder Haarausfall generell informieren. Er möchte, dass wir das Produkt kaufen und suggeriert eine Wissenschaftlichkeit, die Vertrauen schaffen soll. Immerhin handelt es sich um einen Mann im weißen Kittel, er wird schon recht haben.

Dabei habe ich den Nachteil, wenn ich in diese pseudowissenschaftliche Richtung manipuliert werde: das Mittelchen, das ich kaufe, wirkt wahrscheinlich überhaupt nicht so, wie der Mann beschrieben hat. Der Anbieter macht aber Plus und sobald ich den Betrug enttarnt habe, ist es für mein Geld bereits zu spät.

Wie Sie vermeintliche Wissenschaft in komplexeren Zusammenhängen unter die Lupe nehmen können, erklären wir im dritten Teil des Buches.

Was sollte man vermeiden?

1. Interpretieren Sie nicht zu viel

   Menschen, die sich intensiv mit einem Thema auseinandersetzen, tendieren manchmal dazu, zu stark auf eher unwichtige Zusammenhänge zu achten. Dazu gehört beispielsweise das ständige Analysieren anderer Menschen. So kann es dazu kommen, dass Sie überall nur noch darauf achten, wie sehr Menschen sich untereinander manipulieren und das Bedürfnis bekommen, sie immer wieder darauf aufmerksam zu machen. Daher **merken:**

   Menschen wollen stets Einfluss aufeinander nehmen, das liegt in der Natur sozialer Beziehungen. Es ist nicht möglich, alle Faktoren, die in gewisser Weise manipulativ sein könnten, einfach abzuschalten.

   Es ist daher nicht sinnvoll, Freunden bei einer entspannten Runde vorzuwerfen, manipulativ zu sein, weil sie einander durch die Blume ärgern o.ä. Nehmen Sie das in Kauf, das gehört zum Menschsein dazu.

2. Soziale Beziehungen als Spiel

   Soziale Beziehungen sind ein Spiel. Das bedeutet unter anderem, dass man nicht immer mit offenen Karten spielen muss. Meinen Sie, eine negative Manipulation erkannt zu haben, müssen Sie diesen Gedanken nicht unbedingt äußern. Wenn Sie die Person davon abbringen wollen, manipulativ zu interagieren, kann es sinnvoller sein, ebenso manipulativ vorzugehen. **Die Schlaghammer-Strategie ist nicht immer hilfreich, gerade bei Manipulation. Denn es handelt sich um intransparente Handlungen, die man als Manipulator abstreiten kann.**

3. Manipulieren auf eigene Verantwortung

   Wenn alle Menschen manipulieren und Sie ein Mensch sind, dann sind Sie davon wahrscheinlich ebenso betroffen. Einige Manipulationen in Bezug auf andere Menschen sind teilweise unterbewusst bzw. merkt man nicht, dass man gerade dabei ist, zu manipulieren. Sollte darauf eine positive Manipulation erwachsen, die für beide von Vorteil ist, ist alles im grünen Bereich.

   Sofern Sie sich entscheiden, bewusst zu manipulieren, um eigenen Nutzen zu maximieren, ohne dass andere Menschen etwas davon haben, sollten Sie darüber nachdenken, ob Sie diese Handlung mit Ihrer Moral vereinbaren können. Da es sich bei Manipulation durchaus um eine Handlung geht, die man als gut oder schlecht bewerten kann, sollten Sie sich im Voraus Gedanken darüber machen, ob diese oder jene Entscheidung angebracht ist.

Zusammenfassung: Teil 2

1. Manipulation wir zu einem bösen Spiel, sobald nur einer einen Nutzen davon hat.
2. Sollten beide Parteien von der Manipulation profitieren, handelt es sich um eine positive Manipulation.
3. Manipulation findet in allen Lebensbereichen statt, in denen Menschen miteinander interagieren.
4. Man sollte sich im Alltag nicht zu sehr darauf versteifen, manipulative Muster zu erkennen.
5. Das Manipulieren hängt durchaus mit moralischen Entscheidungsprozessen zusammen.

Aufgabe:

Beobachten Sie im Alltag, in welchen Situationen Sie manipulative Muster erkennen können. Überlegen Sie sich, in welchen Fällen es sinnvoll ist, diese für sich zu kennzeichnen und in welchen Fällen eine kennzeichnung nicht sonderlich gewinnbringend wäre.

Machen Sie sich Gedanken, wie Sie darauf kommen, die Kennzeichnung als gewinnbringend bzw. nicht gewinnbringend zu bewerten. Handelt es sich um eine subjektive Entscheidung oder könnten Sie diese objektiv begründen?

Manipulationstechniken – wie kann man manipulieren?

Manipulation ist eine Handlung, die sich durchaus erkennen und auch erlernen lässt. Kinder lernen im jungen Alter, wie man Eltern dahin bringt, ihre Wünsche zu erfüllen und die Methoden werden immer feiner.

So kann man einige Manipulationstechniken identifizieren, die man aus unterschiedlichen Gründen verstehen sollte.

Zum einen ist das Verständnis wichtig, um sich bei anderen zu durchschauen. Bisher wissen wir, dass alle Menschen manipulieren und wir wissen auch in Ansätzen, wie sie es tun können. Worauf man aber im Detail achtet, um manipulative Handlungen zu identifizieren, wissen wir nicht.

Zum anderen ist das Wissen wichtig, um eigene Manipulationstechniken zu verfeinern. Indem man sich das methodische und technische Wissen aneignet, kann man das eigene Handeln besser beobachten, analysieren und auf die eigenen Zielsetzungen hin optimieren.

Grundsätzlich muss man ein grundlegendes Verständnis von Kommunikationstheorie besitzen, um Manipulation für sich nutzen zu können. Wenn wir uns Kommunikation als Maschine vorstellen, dann kann man sich die einzelnen Stationen als Schrauben vorstellen, an denen man drehen kann, um die Wahrnehmung des Gegenübers zu beeinflussen ergo zu manipulieren.

Klassischerweise kann man zwischen:

- verbaler Manipulation und
- non-verbaler Manipulation

Zunächst stellen wir uns die Kommunikationssituation vor: es gibt einen Sender und einen Empfänger. Der Sender ist derjenige, der spricht, etwas darstellt etc. - Person A, die Signale jedweder Art aussendet. Person B ist der Empfänger - er nimmt wahr und interpretiert, was Person A an ihn ausrichtet. Zwischen Person A und Person B befindet sich aber eine weitere Instanz - das Medium, durch das kommuniziert wird. Dabei kann es sich um direkte Sprache, Körpersprache, das Aussehen etc. handeln.

Wenn wir über ein sprachliches Medium nachdenken, sprechen wir von der verbalen Manipulation. Ich beeinflusse mein Gegenüber, indem ich meine Sprache auf eine bestimmte Art und Weise ausrichte.

Sollte ich hingegen nur über Körperhaltung, mein äußeres Erscheinungsbild o.ä. kommunizieren und manipulieren, handelt es sich um non-verbale Manipulation.

Übung 4: verbale und non-verbale Manipulation

Überlegen Sie sich weitere Beispiele für verbale und non-verbale Manipulation.

verbale Manipulation	non-verbale Manipulation
"Du hörst mir nie zu, also liebst du mich gar nicht."	Auftragen von Make-Up
"Das sagst du nur, weil du das noch nie erlebt hast."	Das Tragen von teuren Uhren als Statussymbol
"Niemand wird dich bei deinem Vorhaben unterstützen."	Stehen, während das Gegenüber sitzt (situationsabhängig)

Kommen wir nun zu den konkreten Manipulationstechniken, die man verhältnismäßig häufig im Alltag beobachten kann.

Lineare Argumentation (verbal)

Zu einer Unterhaltung gehören immer zwei und man wird kaum zwei Menschen mit einer identischen Meinung finden können. Bei Gesprächen bzw. in Beziehungen, in denen Menschen sehr unterschiedliche Meinungen agieren, kann man den Gesprächspartner manipulieren, indem man seine Perspektive für nichtig erklärt und die eigene in den Vordergrund rückt. Macht man das geschickt, knickt der andere ein und wechselt seine Meinung.

Eine solche Manipulation erfolgt (in der Regel) in mehreren Schritten:

1. Sie haben eine klare Meinung, die der Meinung des Gegenübers konträr entgegensteht.
2. Sie kennen die Argumente (oder zumindest potentielle Argumente) des Gegenübers. Diese können Sie zwischendurch aufgreifen und "on the way" entkräften.
3. Sie können eigene Argumente begründen oder können diese zumindest sinnvoll präsentieren.

Ein Dialog könnte folgendermaßen aussehen:

A: "Du solltest auf keinen Fall eine Ausbildung zum Erzieher machen. Klar, irgendwie ist der Beruf schon wichtig, aber da verdienst du nichts und du arbeitest dich zu Tode."

B: "Aber ich finde den Job nicht anstrengend und das Geld reicht mir aus."

C: "Das sagst du, weil du nie was besseres gemacht oder mehr verdient hast. Kinder sind ganz nett, aber Bazillenschleudern sondergleichen und irgendwann hast du es einfach satt, die jeden Tag zu sehen."

Person A beharrt auf der eigenen Meinung, weil sie vom Beruf des Erziehers offensichtlich nicht viel hält. Dass der Beruf wichtig ist, nimmt sie zwar mit auf, aber auf eine sehr vernachlässigende und denunzierende Art und Weise. Sie interessiert sich nicht für die Perspektive der Person B, da sie nur ihre eigenen Ansichten durchsetzen möchte.

"Alle.." - Wer sind alle?

"Alle" tauchen häufig in Gesprächen auf. Obwohl niemand "alle" gesehen hat und niemand so genau weiß, wer unter diese Gruppierung fällt, scheinen "alle" manchmal überzeugender zu sein als konkrete Menschen. Diese Technik funktioniert folgendermaßen:

1. Person A ist mit etwas nicht zufrieden und kritisiert einen Aspekt. Sie fordert eine Veränderung für sich selbst.
2. Person B (der Ansprechpartner) möchte diese Veränderung eigentlich nicht einführen. Um eine allgemeine Zufriedenheit zu suggerieren, sagt sie, dass "alle ja *eigentlich* zufrieden sind".
3. Person A ist etwas eingeschüchtert, da sie nicht weiß, wie sie gegen "alle" argumentieren soll.

Der Trick funktioniert auch mit "andere" und "niemand". Solche Aussagen kann man verwenden, wenn man generalisieren möchte und dabei niemanden konkret benennen kann oder möchte.

Kinder sagen häufig, dass "die anderen ja auch *alle* auf den Spielplatz dürfen", nur sie selber nicht. Unzufriedene Mitarbeiter sagen, dass *niemand* die neue Regelung mit dem Kaffeeautomaten gut findet.

Zirkelschluss

Manchmal hat man bei Gesprächen das Gefühl, dass man sich im Kreis dreht. In einigen Fällen trifft dieser Eindruck sogar wortwörtlich zu: bei einer zirkulären Argumentation dreht man sich nämlich buchstäblich im Kreis.

Dabei wiederholt man inhaltlich quasi genau die gleiche Aussage in anderen Worten, um zu suggerieren, seine Überlegungen weiter ausführen zu können.

Üben Sie zirkuläre Argumentation. Bilden Sie zu jeder aufgeführten Aussage eine anders klingende Aussage mit dem gleichen Inhalt. (Lösungsvorschläge für Übung 5)

1. Das Unternehmen braucht mehr Wachstum.
2. Du gehst mit mir unfair um.
3. Ich denke, dass du zu wenig für den Haushalt tust.
4. Der neue Chef ist inkompetent.
5. Die Fortbildung hat überhaupt nichts gebracht.

Ablenkmanöver

Wenn man bei einem Thema Bedenken hat, die man nicht begründen kann (oder möchte) oder einfach nur keine Lust hat, einen Vorschlag umsetzen zu müssen, kann man einfach vom Entscheidenden zum Nichtigen wechseln.

Auf diese Weise kann man die argumentative Leere zumindest vorübergehend mit einem Scheinargument decken. Bzw. greift man sich einen Aspekt heraus, der in dem Fall wahr wäre und stellt ihn als Problem her. Das sind die Aussagen, bei denen meistens offensichtlich ist, dass die Person eigentlich keine Lust hat, aber sich nicht auf eine Diskussion einlassen möchte. Sie sind häufig auch als Ausreden bekannt. Je geschickter eine Ausrede ist, desto erfolgreicher läuft die Manipulation ab.

Beispiele für Ablenkmanöver sind folgende Aussagen:

a. Wenn wir heiraten, müssen wir richtig viele Postkarten und Einladungen verschicken, das ist richtig stressig.
b. Ich möchte nicht mit dem Fahrrad fahren, weil ich es aus dem Keller holen müsste.
c. Wenn ich selbstständig arbeiten sollte, muss ich mir überlegen, mit welchem Programm ich meine Rechnungen ausstelle, das ist sehr aufwendig.

Überlegen Sie sich weitere Beispiele, bei denen vom Hauptthema abgelenkt wird und ein Nebenaspekt in den Vordergrund rückt.

Appell an Mitleid

Mitleid ist ein Schwachpunkt für viele Menschen. Wenn man eine traurige bzw. dramatische Lebensgeschichte vorträgt, so halten Menschen es nahezu für unmoralisch, kein Mitleid zu entwickeln.

Natürlich ist Empathie häufig angebracht, diese sollte aber immer passend und sparsam eingesetzt werden. Vor allen Dingen sollte sie mit dem Gegenstand zu tun haben, um den es in der entsprechenden Situation geht.

Um Mitleid zu erzeugen, sollte man vor allen Dingen das Storytelling beherrschen: die eigene Geschichte (oder die Geschichte der anderen Person) sollte nicht zu affektiert oder übertrieben daherkommen, sonst glaubt sie niemand.

Stattdessen sollte man nur einen roten Faden entwickeln und diesen authentisch präsentieren. Wie genau kann das aussehen? Das schauen wir uns an einem konkreten Beispiel an.

Nehmen wir an, dass Sie eine schwere Phase haben, und Ihrer Arbeit nicht wie sonst nachgehen können. Sie gehen zum Chef, um sich zu rechtfertigen und zu erklären, warum Sie in letzter Zeit so unkonzentriert sind.

Nun gehen Sie zum Chef und erklären ihm ausführlich, wie schlecht es Ihnen geht, weil Sie keiner unterstützt und, dass Sie diesen Job unbedingt brauchen. Wenn es Ihnen gelingt, Mitleid zu erzeugen und Ihr Chef sich auf diese Erklärung einlässt, können Sie den Job behalten.

Eigentlich handelt es sich aber in jedem Fall um Manipulation, weil Ihr Job und der private Hintergrund nicht zwangsläufig miteinander zusammenhängen. Wenn wir annehmen, dass Sie Ihren Job nicht zum ersten Mal schlecht machen, die Probleme aber erst vor Kurzem aufgetreten sind oder eigentlich geringfügig sind, werden sie vermutlich nicht der eigentliche Grund sein.

Strohmann aufbauen

Ein Strohmann wird in der Regel aufgebaut, indem eine Aussage des Gegenübers in ihrem Inhalt verändert wird. Die Veränderung darf aber nicht zu augenfällig sein, sondern sollte subtil und unauffällig sein.

Manchmal merken Menschen nicht, dass man ihnen die Worte im Mund verdreht, sodass man sich mit einem Strohmann relativ einfach behaupten kann. Dabei verändert man in der Regel Kleinigkeiten wie einzelne Adverbien oder Partikel.

Es ist schließlich ein Unterschied, ob ich davon spreche, dass "die meisten Ausländer kein Deutsch können" oder, dass "viele Ausländer kein Deutsch" können.

Solche Wörtchen kann man günstig nutzen, indem man sie unauffällig vertauscht. Wenn der Gesprächspartner also sagt, dass "viele Ausländer" kein Deutsch können und ich ihn unbedingt als ausländerfeindlich ausgeben möchte, kann ich antworten: "Da Sie vorhin gesagt haben, dass alle Ausländer Ihrer Meinung nach kein Deutsch können,..."

Im Grunde genommen funktioniert ein Strohmann wie eine Unterstellung nur viel feiner. Um einen Strohmann zu enttarnen, muss man dem Gegenüber genau zuhören.

Achtung: Seien Sie mit der Kennzeichnung von Strohmännern etwas sparsam. Es kann passieren, dass Sie etwas falsch verstehen und dem Gegner etwas unterstellen, was er gar nicht gesagt hat (sollten Sie einen Strohmann aufdecken wollen).

In manchen Gesprächen (gerade unter Freunden etc.) achten Menschen nicht auf die genaue Wortwahl. Der Verweis auf einen Strohmann, den man nicht wasserdicht belegen kann, kann dazu führen, dass man sich sehr autoritär verhält. Erinnern Sie sich an den Ratschlag, nicht immer und überall manipulative Techniken erkennen zu wollen, da es manchmal nicht gewinnbringend ist.

Scheindilemma erschaffen

Es gibt häufig nichts einfacheres als ein Scheindilemma zu erschaffen. Man nimmt die Möglichkeit, die man erreichen bzw. umsetzen möchte und eine, die für die meisten überhaupt nicht infrage kommt. Anschließend setzt man sie in Verbindung zueinander und sagt strukturell sowas wie "entweder...oder…".

Nehmen wir an, dass Sie einen neuen Arbeitsplan durchsetzen wollen. Es handelt sich dabei überwiegend um unangenehme Arbeitszeiten, die Ihnen aber passen. Stellen wir uns vor, dass die Mitarbeiter Ihnen erstmal egal sind.

So stellen Sie sich vor die Menge unzufriedener Mitarbeiter und sagen: "Entweder wir setzen diese Arbeitspläne um oder wir können den Laden hier dicht machen."

Ein Scheindilemma ist fies, denn es zeichnet sich vor allen Dingen durch zwei Dinge aus:

1. Man kann manchmal nur schwer überprüfen, wie die Sachlage tatsächlich ist und welche Alternativen ggf. doch zur Verfügung stehen.
2. Es weckt häufig emotionale Regungen und schwächt das Bedürfnis, über weitere Alternativen nachzudenken: es ist ja klar, dass man das Eine nicht will und das Andere das kleinste Übel ist.

Ein Scheindilemma im größeren Stil ist beispielsweise die Revolution, die für Karl Marx unvermeidlich ist: **entweder** die Arbeiter werden immer ärmer und die Reichen immer reicher **oder** es folgt eine Revolution. Dabei werden andere Alternativen ausgeblendet; und wenn nicht, erscheinen sie unbedeutend und unwirksam.

Mit Ängsten spielen

Ängste gehören zum Grundequipment des Menschsein dazu: sie warnen uns, wenn für uns Gefahr besteht, damit wir uns wehren können. Da man sich manchmal nur schwer gegen eine aufkommende Angst wehren kann, sind manipulative Techniken, die genau das verursachen, häufig sehr effektiv.

Schaut man sich politische Propaganda oder Einschüchterungsstrategien von Eltern gegenüber ihren Kindern an, stellen wir fest, wie einfach man Angst erzeugen kann:

1. Man benötigt ein Aspekt, der für die zu manipulierende Person sehr wichtig ist. Je existentieller dieser Aspekt ist (also z.B. überlebenswichtige Einkunftsquelle etc.), desto eher lässt sie sich Angst machen.
2. Man braucht Argumente, die diesen Aspekt zu gefährden scheinen. Die Person sollte das Gefühl bekommen, unbedingt handeln zu müssen bzw. die Quelle, von der die Gefahr ausgeht, auf irgendeine Art und Weise eliminieren zu müssen.
3. Man bietet eine Lösung an, die einfach erscheint und eigentlich zum eigenen Ziel führt. Zwar kann sie der Person wom-

öglich auch behilflich sein, aber in erster Linie führt man die Argumentation zur eigenen Zielerreichung an.

Drei einfache Schritte und immense Erfolge: schaut man sich beispielsweise prominente Beispiele in der Politik an, wird alles sehr deutlich.

Gehen wir aus Vereinfachungsgründen auf eine Unterhaltung von Mutter und Kind ein. Das Kind möchte unbedingt vor dem Mittagessen einen Keks essen, die Mutter möchte das hingegen nicht. Also sagt sie beispielsweise, dass man durch das Kekse Essen ein Loch im Magen bekommt, das sehr stark weh tut.

Das Kind glaubt der Mutter und hat doch keine Lust auf einen Keks. Das Kind hat in dem Fall einen Informationsnachteil: es kann nicht von sich aus überprüfen, ob die Mutter tatsächlich recht hat. Aber ein Loch im Magen klingt nach Schmerzen und davor haben die meisten Kinder **Angst.** Und weil das Kind Angst vor Schmerzen hat, verzichtet es lieber auf die Gefahrquelle für die eigene Gesundheit, nämlich den Keks.

Natürlich bekommt man von einem Keks allein kein Loch im Magen, aber die Mutter hat ihr Ziel schnell und effektiv erreicht.

Aufgabe: Überlegen Sie sich Situationen, in denen Sie das Spiel mit Angst für sinnvoll erachten. Wie lässt sich Ihr Ziel strategisch schnell erreichen?

Beobachten Sie, in welchen Situationen Sie selbst durch eine durch äußere Einflüsse generierte Angst Ihre Entscheidungen anders bzw. neu ausrichten.

Gruppenzugehörigkeit erzeugen

Wenn man Menschen für die eigene Idee begeistern möchte, braucht man zunächst Vertrauen und Solidarität - das wusste bereits Karl Marx. Wie schafft man aber Solidarität in einer stark indifferenten Gruppe?

Gruppenzugehörigkeit lässt sich einfach schaffen, indem man gemeinsame Merkmale hervorhebt. Das kann man eigentlich immer machen - egal, ob viele oder wenige Gemeinsamkeiten vorliegen.

Schritt 1: Überlegen Sie, was die Mitglieder einer (erwünschten) Gruppe verbinden soll.

Schritt 2: Vermitteln Sie diese Gemeinsamkeit auf eine Art und Weise, auf die diese sehr relevant erscheint.

Schritt 3: Begründen Sie mit dieser Gemeinsamkeit die Notwendigkeit der gewünschten Handlung.

Schauen wir uns ein illustrierendes Beispiel an:

Auf der Arbeit wollen Sie dafür sorgen, dass Raucherpausen nicht als unbezahlte Arbeitszeit gewichtet werden. Sie sind Raucher, also ist es in Ihrem Interesse. Wie sorgen Sie dafür, dass sich alle für Ihre Idee begeistern können?

Sie appellieren an den "allgemeinen" Wunsch, eine kleine Auszeit zu haben. Denn schließlich wolle ja *jeder* der Kollegen eine angenehme Arbeitsatmosphäre. Und dafür kann man nur sorgen, wenn *jeder* zufrieden ist. Wenn man aber die Raucherpause, die ja geringfügig sei, quasi nicht erlaubt, sorgt man für unzufriedene Mitarbeiter und ein weniger angenehmes Arbeitsklima. Also kann das weder im Interesse der Raucher, aber vor allem noch im Interesse der Nicht-Raucher sein. Schließlich sitzen alle im gleichen Boot und sollten sich bei ihrem **gemeinsamen Ziel**, ein angenehmes Arbeitsklima zu schaffen, unterstützen.

Solidarität schaffen, wo keine ist - gar nicht so komplex, wenn man weiß, wie es geht.

Interessenbezogenes Handeln unterstellen

Interessenbezogenes Handeln zu unterstellen ist eine geschickte Technik, um das Gegenüber bzw. seine Argumentation für nichtig zu erklären, ohne tatsächlich auf sie eingehen zu müssen. Bevor wir zur Theorie kommen, schauen wir uns nochmal das Raucherbeispiel an:

Nun steht ein Nicht-Raucher, der sich der allgemeinen Solidarität nicht beugen möchte und sagt: "Das ist ja auch in deinem Interesse, die Raucherpause zu behalten. Du bist ja selbst Raucher…". Ohne meine manipulative Technik zu entlarven, entgegnet der Nicht-Raucher mit einer weiteren manipulativen Technik. Er könnte zwar das Argument bringen, dass er dagegen ist, weil Raucher damit mehr Pausen hätten als Nicht-Raucher. Das tut er aber nicht: stattdessen greift er mich persönlich an und erklärt meine (wenn auch vermeintlichen) Argumente für nichtig.

Schritt 1 ist also: Das vorliegende Argument, das man auszuschalten gedenkt, zu analysieren.

Schritt 2: Überlegen Sie, wie man es mit persönlichen Interessen des Sprechers bringen kann.

Schritt 3: Betiteln Sie den Grund für das vorliegende Argument als ein gänzlich persönliches Interesse. Es kann sich hierbei um ein spezifisches Interesse (Rauchen) oder ein sehr allgemeines ("Du bist ja Kapitalist, deswegen...") handeln.

Appell an Traditionen

Das Appellieren an Traditionen funktioniert vor allem in recht konservativen Gruppierungen sehr gut. Aber auch in Verbindung mit der Einschüchterungsstrategie kann ein solcher Appell sehr wirksam sein.

Gerade bei neuen Einführungen, vorgesehenen Fortschritten oder Entwicklungen, die man nicht mag, spielen Traditionen eine Rolle. Was ist eigentlich eine Tradition? Etwas, das von Generation zu Generation, von Mensch zu Mensch seit Längerem wortwörtlich "übergeben" wird. Kochen Sie Marmelade nur wie Ihre Oma und nicht anders, weil es sich um eine Familientradition handelt, sind Sie von anderen Rezepten nur sehr schwer zu überzeugen.

Klassische traditionelle Argumente sind beispielsweise Aussagen wie "das haben wir schon immer so gemacht" oder "das hat sich bisher bewährt".

Dabei kann man Traditionen sowohl negativ als auch positiv verkaufen. Einerseits kann man Traditionen als funktionierendes System betrachten, das man nicht unbedingt verändern muss. Oder wie man so schön sagt: "never change a running system". Warum sollten Sie Marmelade anders kochen als Ihre Oma es Ihnen beigebracht hat, wenn es sich soweit bewährt hat?

In anderen Situationen kann man aber Traditionen stärker für sich und gegen andere verwenden. Nehmen wir an, dass Sie in einem Unternehmen arbeiten und befördert werden wollen. Nun erfahren Sie aber, dass nicht Sie, sondern ein junger, neuer Kollege befördert werden soll. Also gehen Sie zum Chef und erzählen, warum es wichtig ist, nur erfahrene, langjährige Mitarbeiter zu befördern. Dabei ist es nicht wichtig, ob Sie tatsächlich qualifizierter sind, weil Sie länger dabei sind: sollte das Traditionsargument ziehen, wird keiner genau nachfragen.

Vertrauen und Autorität schaffen

Um erfolgreich zu manipulieren bzw. Menschen von sich und seinen Zielen beeinflussen zu können, braucht man zumindest eines: Vertrauen. Sie müsse das Gefühl haben, dass sie sich auf Sie verlassen können. Sie sollten in gewissermaßen kompetent erscheinen und suggerieren, dass sie eine gute Bezugsperson ist, die weiß, was sie tut.

Um Vertrauen zu schaffen, sollten Sie sich in andere Menschen hineinversetzen können und verstehen, was sie bewegt. Stellen Sie sich bei der Person oder Personengruppe, um die es geht, folgende Fragen:

- Um wen handelt es sich? (Geschlecht, Alter, Interessen, sozialer Kontext)
- Welche Probleme hat die Person?
- Welche Wünsche hat die Person?
- Was können Sie der Person bieten? (oder zumindest so tun)

Das Personenprofil ist entscheidend, denn Vertrauen in fremde Menschen ist meistens nicht sonderlich stark ausgeprägt. Wenn Sie einen Chef, der die Mitarbeiternamen auswendig kennt einem Chef gegenüberstellen, der es nicht tut, stellen Sie schnell ein Vertrauensgefälle fest.

Wenn Sie Vertrauen bei einer fremden Person schaffen wollen, können Sie folgende Aussagen und Formeln nutzen:

- "Ich verstehe Ihre Lage…"
- "Ich weiß genau, was Sie meinen…"
- "Mir ist sehr wichtig, was Sie darüber denken…"
- "Ich frage Sie, weil ich Sie besonders XY und XY einschätze…"
- Hilfreich ist auch die häufige persönliche Ansprache, also mit "Frau/Herr XY" oder mit dem direkten Vornamen. Damit steigt die persönliche Beziehung.

Auch das Spiel mit der Autorität kann viel Erfolg haben. Sollten Sie eine ausreichend autoritäre Position etabliert haben, fragen viele Menschen gar nicht nach, wenn Sie eine Aussage treffen. Das kann man besonders bei einflussreichen Wissenschaftlern oder Erwähnungen von "Studien" feststellen: wenn irgendwo Studie drauf steht und jemand mit einem Doktortitel diese 'Studie' anführt, ist das Vertrauen in die Autorität automatisch höher. Viele machen sich daher keine Gedanken darüber, um welche Studie genau es sich handelt oder, ob sie überhaupt ihre Richtigkeit hat.

Diesen Effekt kann man auch sehr häufig bei Lehrern, Professoren, Politikern und anderen Personen des öffentlichen Lebens feststellen.

Feindbilder schaffen

Das Schaffen von Bildern kann man als zusätzliche Strategie verwenden, wenn es darum geht, Gruppensolidarität zu schaffen. Diesen Effekt kann man wunderbar im Sport beobachten: viele Teams oder auch Trainer fördern nicht unbedingt Liebe zu Spielgegnern. Im Gegenteil wird eher Spannung und eine gewisse Feindschaft geschaffen, um die Gruppenzugehörigkeit zu schaffen und sie durch ein gemeinsames Ziel, in dem Fall das gegnerische Team, zu stärken.

Propaganda bedient sich ebenso häufig solcher manipulativen Muster: ob Juden, Sinti und Roma, 'die Politiker', die 'Linken' oder die 'Gutmenschen'. Das Spektrum an Feindbildern ist breit.

Wenn man sich ein Feindbild sucht, muss man Argumente haben, um dieses Feindbild bei der entsprechenden Gruppe zu etablieren: im Sport geht es natürlich um die Spielergebnisse. Im dritten Reich ging es um die (vermeintlich) vorteilhafte finanzielle Lage von Juden und bei der Autolobby sind des unter Umständen 'die Ökos'.

Die Begründung muss immer vor allen Dingen den Interessenkonflikt hervorheben und eine "Wir und die anderen" Struktur schaffen. Beispiele sind:

- "Wir wollen Gleichberechtigung und **die anderen** wollen nur ihre Interessen durchsetzen."
- "Die bekommen alle Vergünstigungen und **wir** sollen die bezahlen."
- "**Wir** sind **denen** doch egal..."

Das Manipulative an dieser Strategie ist vor allen Dingen die Tatsache, dass **die anderen**, also die Feinde, nie weiter spezifiziert werden. Im Vergleich zur Erzeugung der Gruppenzugehörigkeit oder der "Alle"-Strategie, gibt es ein Gegenüber, das wie eine Gefahr erscheint, die **unsere** Interessen angreifen möchte - die Methode ist also um Einiges aggressiver.

Suggestion der Präzision

Bei dieser Methode handelt es sich darum, ein nicht sehr aussagekräftiges Wissen als sehr wesentlich und unabdingbar zu präsentieren. Das wird erreicht, indem man Zahlen zitiert, die irgendwie *intuitiv* in den Kontext passen. Sie erzeugen das Gefühl, dass die Person sich auf jeden Fall informiert hat: schließlich kann sie sagen, wie viele Kinder in Prozent deutschlandweit übergewichtig sind.

Dabei spielen die Quellen oder Erklärungen sowie Einordnungen meistens keine gravierende Rolle, weil kaum einer nachfragt. Eine Zahl klingt nach Wissen, Berechnungen und Überlegungen, da braucht man nicht weiter nachfragen.

So kann man Statistiken geschickt in die Argumentation einfädeln und glänzen, obwohl man vielleicht überhaupt keine Ahnung hat.

Ein ähnliches Prinzip funktioniert zum Beispiel bei Werbung: eine Grafik erscheint und alles sieht wissenschaftlich und belegbar aus. Ob es tatsächlich wissenschaftlich, belegbar und überhaupt wahr ist, spielt keine Rolle. Natürlich sucht man in Werbung in der Regel nicht nach wissenschaftlichen Wahrheiten: man kann sich denken, dass es sich nicht immer um seriöse Informationen handelt.

Jedoch wird Werbung immer filigraner und unterschwelliger, sieht immer "informativer" aus. Auch in der Politik, auf der Arbeit oder vielen anderen Lebensbereichen wird mit Zahlen argumentiert, deren Aussagekraft überhaupt nicht klar ist. Aber es funktioniert und kann manchmal hilfreich sein, wenn man Kompetenz suggerieren möchte.

Schneeball-Argumentation

Bei der Schneeball-Argumentation handelt es sich um eine Argumentation, die in zwei Richtungen gehen kann: entweder schlittert sie in eine große Katastrophe oder mündet in einer Utopie.

Hierbei werden kausale Zusammenhänge aufgebaut bzw. suggeriert, die in den meisten Fällen überhaupt nicht vorhanden sind. Schauen wir uns einfach zwei Beispiele an, die uns verdeutlichen, wie eine solche Manipulation aussehen kann:

Beispiel 1: "Wenn du jetzt deine Hausaufgaben nicht macht, wirst du eine schlechte Note bekommen. Mit einer schlechten Note bekommst du keinen Abschluss und ohne Abschluss landest du unter einer Brücke und musst Passanten um Geld betteln. Also mach deine Hausaufgaben und lerne fleißig."

Beispiel 2: "Wenn Sie jetzt investieren, werden Sie bereits aus wenig Geld etwas Gewinn machen können. Mit jedem Bisschen sparen Sie immer mehr an, sodass Sie später einen Raum mieten, ein Gewerbe anmelden können und hinterher so reich werden wie Jeff Bezos. Investieren Sie also **jetzt!**"

Wie man sieht, handelt es sich um Argumentationsketten, bei denen man sich nur denkt: "Stopp, Moment mal!". Sie entwickeln sich schnell, reißen mit, lösen nur Emotionen aus und lassen kaum Zeit zum Nachdenken. Auf diese Weise können Sie Ihr Gegenüber schlicht und einfach mit einer Unmenge an Informationen und Aussagen überrollen, ohne dass sie zwischendurch eingreifen kann.

Manchmal geht das so schnell, dass die Person gerne eingreifen würde, bis dahin aber die gesamte Kausalkette bereits vergessen hat. Oder sie achtet gar nicht erst darauf, weil sie sehr aufgewühlt ist oder gerade nicht folgen kann.

Ein meisterhafter Abschluss für eine Schneeball-Argumentation ist beispielsweise ein Scheindilemma: alles geht den Bach unter und **das** ist das einzige, was wir machen können!

Analogiefalle

Die Analogiefalle schafft Verbindungen, wo keine sind. Sie wird gerne und häufig verwendet, wenn es beispielsweise darum geht, Empathie zu erzeugen oder zumindest mit Empathie zu spielen.

Eine Analogie bedeutet im ursprünglichen Sinne, dass man eine Ähnlichkeit zwischen zwei Situationen/Gegenständen/Sachverhalten herstellt. Analogien werden beispielsweise durch solche Aussagen ausgedrückt:

- "Deine Situation erinnert mich an mich, als ich damals…"
- "Das ist ja genau wie letztens wo…"
- "Du musst doch Verständnis haben, weil du selbst letztens…"
- "Es ist in diesem Fall nichts anderes als letztes Mal, als…"

Dabei kann eine Analogie völlig fehlerhaft sein. Schauen wir uns folgende Situation an, um ein Beispiel von einer fehlerhaften Analogie vor die Augen zu führen:

Person A ist eine alleinerziehende Mutter und war vor einigen Monaten pleite. Also hat sie sich Geld von Person B geliehen, um sich und die Kinder versorgen zu können.

Sie hat es aus der Krise geschafft, aber lebt immer noch knapp über der Existenzgrenze. Nun möchte sich Person B Geld von Person A leihen, weil sie nicht ausreichend Geld hat, um in den Urlaub zu fahren. Nun kann die Person A ihr aber kein Geld leihen. Darauf erwidert Person B: "Damals, als du genau in der gleichen Geldnot warst wie ich, habe ich dir auch Geld geliehen und nun willst du mir nicht mal XY € leihen."

De facto war Person A in einer Situation, der einzige gemeinsame Nenner ist die finanzielle Pleite. Wenn Person B Erfolg hatte, konnte sie aber schlechtes Gewissen generieren, weil die Person A die Analogie für plausibel erachtet hat.

Fehlschluss

Um den klassischen Fehlschluss zu verstehen, schauen wir uns kurz Grundlagen der formalen Logik an. Wenn man die einfache Aussagenlogik untersucht, weiß man dass

Alle A sind C und

in dem Fall sehen wir ein A,

also muss es C sein.

Beispiel:

Alle Schwäne sind weiß.

Das ist ein Schwan, also ist er weiß.

Ein Fehlschluss läge vor, wenn ich sagen würde, dass etwas weiß ist, also ist es ein Schwan.

Schauen wir uns vielleicht ein etwas lebenspraktisches Beispiel an, um zu verstehen, warum der logische Buchstabensalat überhaupt relevant ist.

Der Chef sagt bei einer Versammlung:

"Alle Mitarbeiter müssen kompetent sein, Michael ist einer der Mitarbeiter, also muss er Fortbildungen machen, damit er kompetent bleibt."

Die Schlussfolgerung, dass Michael eine Fortbildung machen sollte, um kompetent zu bleiben, folgt nicht unmittelbar daraus, dass alle Mitarbeiter kompetent sein müssen. Denn vielleicht braucht Michael keine Fortbildung um kompetent zu bleiben, sondern einfach seine Ruhe oder Stetigkeit während der Arbeitszeit.

Häufig werden Fehlschlüsse als wahr oder notwendig verkauft und es ist sinnvoll, diese enttarnen zu können. Aber auch im Alltag machen wir eine ganze Menge an Fehlschlüssen, die wir nicht einmal selbst bemerken.

Welche Kompetenzen benötigt man für eine geschickte Manipulation?

1. Man sollte die Manipulationstechniken mehr oder weniger auf dem Schirm haben, um sie bewusst einsetzen zu können. Einige verwenden wir bereits intuitiv: bei einem Bewerbungs-

gespräch sitzen wir nicht wie bei uns zuhause auf dem Sofa. Andere wiederum sind nicht unbedingt selbstverständlich und können stets ausgebaut werden.

2. Man sollte einen Fühler für Sprache entwickeln. Menschen kommunizieren miteinander vor allen Dingen durch Sprache. Selbst, wenn man das Gegenüber nicht sieht, kann uns ein Text oder ein Radiobeitrag durchaus manipulieren. Sobald man ein Feingefühl für Sprache entwickelt hat, kann man sprachliche bzw. verbale Manipulationsstrategien erkennen.
3. Man sollte genau hingucken können: warum interessiert man sich immer für sehr ähnliche Männer oder Frauen und warum entdeckt man erst später, dass sie doch nicht so sind, wie man gedacht hat - auf eine erstaunlich ähnliche Art und Weise. Das Beachten von Körpersprache erfordert die Bereitschaft, genau hinschauen zu können, ohne dabei zu auffällig zu sein. Der Grat zwischen einem ausgefuchsten Analytiker und einem Freak ist manchmal schmaler als man denkt.
4. Man sollte aufs Detail achten und genau unterscheiden können: deutet irgendwas darauf hin, dass die Person mich absichtlich [negativ] manipulieren möchte oder handelt es sich in dem Fall um eine ganz normale, menschliche Beeinflussung?
5. Man sollte die Kompetenz haben, eigene Ziele klar und deutlich formulieren zu können: Manipulation kann nur zielgerichtet und erfolgreich sein, wenn das Ziel klar ist. Selbst Kinder, die ihre Eltern manipulieren, haben klare Ziele und können sie dadurch erreichen, dass sie die Spielregeln an-

gebracht und zielgerichtet anwenden. Machen Sie sich also immer vor dem Manipulieren ein Bild davon, was Sie damit erreichen wollen.

Manipulation durch Körpersprache

Die Körpersprache ist die erste Sprache, die wir lernen. Sie ist unsere eigentliche Muttersprache, denn noch bevor wir uns verbal mitteilen können, verwenden wir unseren Körper, um unsere Bedürfnisse zu kommunizieren.

Wenn wir unsere Körpersprache bewusst einsetzen, können wir nicht nur viele Worte sparen, sondern auch Missverständnisse vermeiden und das Gegenüber in eine bestimmte Richtung manipulieren. Das gilt sowohl für die Mitteilung der eigenen Persönlichkeit als auch für die Mitteilung von unseren Absichten.

Soziale Milieus und unterschiedliche Kulturen haben eine eigene Körpersprache. Diese kann daher ausdrücken, wo wir herkommen und was uns geprägt hat - man muss diese nur entziffern können.

In diesem Kapitel widmen wir uns der Körpersprache und schauen uns in Grundzügen an, wie wir diese für uns bewusst machen können.

Regel Nummer 1 ist aber: es gibt keine allgemeingültigen Regeln, um den Körper optimal einzusetzen und das Ziel zu erreichen. Körpersprache funktioniert meistens unterbewusst und intuitiv. Man kann nicht grundsätzlich sagen, dass ein vorgebeugter Oberkörper beispielsweise immer angebrachtes Interesse ausdrückt. Stellen wir uns folgende Situation vor:

Sie sitzen in einem Bewerbungsgespräch. Sie nehmen die Rolle des Personalers ein, das Gegenüber ist also ein Bewerber. Nun sagt er den folgenden Satz: "Ich liebe es, mit anderen Menschen im Team zu arbeiten und etwas zusammen zu erschaffen."

Situation 1: Während er diesen Satz ausspricht, ist das eine Bein über das andere geschlagen, er schaut Ihnen nicht in die Augen, sondern auf die Topfpflanze hinter oder neben Ihnen, die Hände befinden sich in den Taschen, der Rücken und die Schultern hängen durch, sodass er insgesamt einen völlig abwesenden Eindruck macht, der überhaupt nicht zur Aussage passt.

Situation 2: Der Bewerber hat eine gerade Haltung, seine Hände liegen ggf. auf dem Tisch, er steht mit beiden Beinen fest auf dem Boden, wirkt stabil und offen. Sein Blick ist auf Sie gerichtet, der Mund weist ein leichtes, selbstbewusstes Lächeln auf.

Es ist relativ klar, für welchen Bewerber man sich eher entscheiden würde bzw. welcher der beiden Bewerber authentischer wirkt. An diesen Beispielen sieht man ebenso sehr deutlich, wie viel die Körpersprache beeinflussen kann. Selbst wenn wir eine Aussage ernst meinen, kann eine unpassende und nicht authentische Körpersprache einiges vermasseln.

Samy Molcho, ein bekannter Regisseur und Pantomimenkünstler sagt "Der Körper ist der Handschuh der Seele". Das bedeutet, dass die beiden Dinge miteinander unmittelbar zusammenhängen, es gibt keine Trennung. Insofern kann man sagen, dass Menschen, die behaupten es komme nur auf das Innere und nicht auf das Äußere an, das Prinzip von nonverbaler Kommunikation nicht verstanden haben. **Es kommt auf beides an - das Innere und das Äußere, denn das Äußere bringt das Innere zum Ausdruck.** Wer apathisch auf der Couch hängt, bringt zum Ausdruck, was in ihm gerade vorgeht. Das gleiche gilt für Menschen, die wie ein Flummi durch die Gegend hüpfen und keine fünf Sekunden still halten können.

Schaut man sich gängige Rituale an, wird man feststellen, dass wir uns ständig körperlich manipulieren. Bei einem Geschäftstermin schüttelt man sich die Hände. Durch den Händedruck stellt man Nähe und Vertrauen her. Damit zeigt man, dass man bereit ist, sich dem Gegenüber anzuvertrauen und die Distanz überwinden möchte.

Die Umarmung zur Begrüßung zeugt ebenso von Vertrautheit. Man umarmt nämlich meistens Menschen, die man gut kennt, Fremden gibt man die Hand. Die Körpersprache drückt also aus, wie wir das Gegenüber einschätzen - als alten Freund oder als eine fremde Person.

Wenn man sich seine Körpersprache bewusst vor die Augen führt, wird man feststellen, dass man viel mehr kommuniziert als man manchmal meint. "Vor die Augen führen" ist hier wörtlich gemeint. Wenden sie den Trick von Schauspielern an und stellen Sie sich vor einen Spiegel. Testen Sie nach Gefühl die Gesichtsausdrücke, die Sie im Alltag mit sich herumtragen. Wie schaut es aus? Ein angespannter Gesichtsausdruck kann beispielsweise gemeinte Freundlichkeit kaputt machen.

Manipulation durch Körpersprache: Beispiele

In diesem Kapitel finden Sie eine kleine Zusammenstellung von gängigen Körpersignalen. Sie werden im Alltag häufig eingesetzt und kommen auch oft in der Literatur vor. Einige von ihnen haben mittlerweile einen Symbolischen Charakter und kommen ebenso verbal vor. Wie beispielsweise das erste Signal, das wir vorstellen "Hand aufs Herz".

Hand aufs Herz: Dieses Signal zeugt von Ehrlichkeit bzw. dem Bemühen, Ehrlichkeit zu suggerieren.

Händchenhalten: Dieses Signal ist meistens Verliebten vorbehalten, aber auch sehr guten Freunden. Es zeugt von einer intimen Vertrautheit und Überwindung von Distanz. Es ist zwar kein Geheimtipp, aber immer sehr wirkungsstark bei Dates, um körperliche Nähe herzustellen.

Erhobener Zeigefinger: Der erhobene Zeigefinger erinnert an Lehrer und Vorgesetzte. Jemand, der beim Sprechen den Zeigefinger erhebt, wirkt mahnend und autoritär. Dieses Körpersignal kann man also einsetzen, um autoritär und wichtig zu wirken. Möchte man diese Wirkung nicht, sollte man auf den erhobenen Zeigefinger verzichten.

Blick von unten nach oben: In Verbindung mit etwas offenen Lippen wird der Blick von unten nach oben (vor allen Dingen bei Frauen) als anzüglich und verführerisch interpretiert. Achten Sie auf Frauen in Werbung oder bei Modelaufnahmen, aber auch auf Männer - Sie werden diesen Blick sehr häufig finden.

Große/großzügige Bewegungen: Sie können übertrieben und theatralisch wirken, wenn sie nicht ehrlich gemeint sind. Sie können aber auch Offenherzigkeit und Großzügigkeit suggerieren. Wenn Sie nicht der Typ für solche Bewegungen sind, sollten Sie diese lieber nicht erzwingen, es sei denn, Sie sind ein/e gute/r Schauspieler/in.

Hochgezogene Augenbrauen: Dieses einfache Signal kann vieles. Es entfernt jede Art von Aggressivität aus Ihrem Gesicht. Ein Mensch mit hochgezogenen Augenbrauen sieht immer leicht überrascht und etwas kindlich aus - auch, wenn er Dwayne the Rock Johnson ist.

Blick von oben nach unten: Er drückt in der Regel eine Art Machtposition und Dominanz aus. Vor allen Dingen, wenn jemand sitzt, schaut man im Stehen immer auf die Person herab. “Herabschauen” ist immer negativ konnotiert. Jemand, der auf andere herabschaut, ist ein arroganter Mensch. Wenn Sie mit jemandem auf Augenhöhe reden wollen, sollten Sie diesen Ausdruck wörtlich nehmen. Wenn Sie beispielsweise als Chef mit Ihrem Vorgesetzten auf Augenhöhe sprechen wollen, sollten Sie nicht stehen, während das Gegenüber sitzt oder aber auf dem Tisch sitzen, während die Person auf dem Stuhl sitzt.

Zurückschauen und dabei laufen: Das kennt man aus Filmen. Ein cooler Typ im Anzug bleibt nicht stehen und dreht sich nicht im Stehen um. Er läuft weiter und dreht sich beim Laufen um, um noch etwas zu sagen, wortwörtlich "hinterher zu werfen". Diese Geste wirkt, wenn gut gemacht, lässig und entspannt. Sollten Sie das draußen ausprobieren, achten Sie auf Mülltonnen und Laternen - diese können coolen Tricks wörtlich im Weg stehen.

Sollten Sie sich speziell mit Körpersprache beschäftigen wollen, empfehlen wir Ihnen das Buch "Körpersprache" von Samy Molcho als weiterführende Literatur. Hier finden Sie eine exemplarische Auswahl, die einen Einblick in die Bedeutung und Wichtigkeit der Körpersprache geben soll.

Wie schütze ich mich vor Manipulation?

Unter dem Strich möchte eigentlich niemand negativ manipuliert werden - das bringt für uns Nachteile, die wir vermeiden wollen. Im dritten Abschnitt widmen wir uns also den Methoden, wie man Manipulation erkennen kann und wie man sie so enttarnt, dass man nicht zu sehr in den Angriff übergeht.

Manipulation erkennen

Um Manipulation zu erkennen muss man vor allen Dingen lernen, anderen Menschen genau zuzuhören und die Situationen genau unter die Lupe zu nehmen. Mit der Fülle an medialen Angeboten und Ablenkungsmöglichkeiten verlernen wir es nach und nach, aktiv zuzuhören und uns auf den Gesprächspartner einzulassen. Das Achten auf die Wortwahl wird als pingelig wahrgenommen, obwohl es meistens der Schlüssel ist, um manipulative Taktiken zu erkennen.

In diesem Kapitel gehen wir auf die einzelnen Aspekte, die zu beachten sind, wenn man Manipulation wirksam erkennen möchte.

Auf die Wortwahl achten.

Achten Sie genau darauf, wie der Manipulator seine Worte wählt. Wie Sie bereits feststellen konnten, hängen die meisten im vorigen Kapitel präsentierten Methoden mit der Wortwahl zusammen.

In der Regel ist es so, dass wir unserem Gegenüber nur halb zuhören. Das liegt daran, dass wir direkt im Anschluss an seine Aussagen Kontra geben wollen. Aber wirklich gute Zuhörer (und übrigens auch Manipulatoren selbst) haben ein feines Ohr. Um jemandem das Wort im Mund umdrehen zu können, muss man wissen, was die Person gesagt hat.

Das Sprechen und Manipulieren kann man daher mit dem Schach Spielen vergleichen: man macht keine unüberlegten Züge, wenn man nicht blöd dastehen möchte. Je schneller und unauffälliger man nachdenkt, desto höher ist die Wahrscheinlichkeit für den Sieg.

Absicht hinter der Manipulation erkennen.

Damit Sie eine Manipulation erkennen können, die auch tatsächlich eine ist, müssen Sie wissen, was die Absicht hinter der Manipulation sein soll. Manchmal ist die Absicht einleuchtend, manchmal ist die Manipulation so perfekt, dass es sehr schwierig ist, an die wahren Beweggründe zu kommen.

Überlegen Sie zunächst, warum Sie überhaupt eine Manipulation vermuten: vielleicht fühlen Sie sich von der Person ausgenutzt oder finden, dass sie Sie dazu bringt, Ihre Entscheidungen nach ihr zu richten.

Der Grat zwischen dem Erkennen einer tatsächlich vorhandenen Manipulation und einer Wahnvorstellung bzw. Paranoia ist in einigen Fällen sehr schmal: Menschen, die an die Flacherde glauben, behaupten, dass die NASA Dinosaurier erfunden hat, um uns zu manipulieren. In diesem Fall sollte man sich fragen, warum die NASA ausgerechnet das tun sollte und was sie davon hat. Wenn ich aber denke, dass mein Chef mich gelobt hat, damit ich mehr Arbeit übernehme, er mich aber tatsächlich nur loben wollte, kann ich manchmal lange rätseln.

Vergessen Sie nie, dass Sie im Erkennen von Manipulation und vermeintlichen Absichten stets fehlbar sind. So perfekt Ihre Theorie zu sein scheint, so schnell kann sie teilweise widerlegt werden.

Auf die Reaktionen anderer Menschen achten.

Andere Menschen sind nicht immer ein zuverlässiger Indikator, um fremde Einflüsse zu erkennen. An anderen kann man aber gewisse Gruppendynamiken erkennen und versuchen zu erkennen, woraus sich diese ergeben. Gerade, wenn man eine Gruppendynamik für schädlich oder diskriminierend befindet, kann man als Außenstehender zu analysieren versuchen, warum dieser Eindruck entstanden ist.

Wenn wir beispielsweise heute auf die Nazi-Zeit in Deutschland zurückblicken, fragen wir uns, wie Frauen massenweise in Hitler verliebt sein konnten. Heute erscheint er uns wie ein Monstrum gefangen im Körper eines Menschen, für die Frauen damals war er attraktiver als Elvis Presley.

Eine nicht nachvollziehbare Reaktion anderer Menschen kann ein Ausdruck für eine Massenbeeinflussung sein, egal wie groß die Masse ist. Wenn man aber genau hinschaut, merkt man schnell, wie manipulierbar Menschen sind, wenn ihre Meinungen und Ansichten manipuliert und aggregiert werden.

Auch wenn Sie beispielsweise beobachten, dass eine Person ihre Meinung ändert, nur weil eine andere Person sie überredet hat, können Sie analysieren, wie sie es geschafft hat. Hierbei kommt es immer auf die Frage an: handelt es sich um Überredung oder tatsächlich um Überzeugung mit stichhaltigen und überprüfbaren Argumenten.

Den Finger in die Wunde halten.

Fragen Sie bei jeder Aussage nach, ob sie denn tatsächlich stimmen kann, wie der Gesprächspartner sie darstellt. Ist sie so zwangsläufig und notwendig, wie er sie darstellt? Bezieht er sich auf ominöse Quellen oder Autoritäten, um einem sachlichen Austausch auszuweichen?

Bereits in der Epoche der Aufklärung hat man entdeckt, wie man Manipulation am zuverlässigsten erkennt: man muss einfach kritisch bleiben und bei Dingen, die selbstverständlich erscheinen, Zweifel wagen.

Auch, wenn eine Person sehr charismatisch daherkommt, sollte man sich fragen, ob der Einfluss, den Sie auf Sie oder andere hat, als positiv zu bewerten ist. Allerdings kann man das nicht immer ohne Weiteres machen. Stellen Sie sich vor, dass Sie ein Teenie sind, der sich zum ersten Mal verliebt hat: die Eltern finden den Freund/die Freundin furchtbar, Sie natürlich nicht. Ihre Eltern mögen alle Gründe der Welt haben, den Freund oder die Freundin der Manipulation zu verdächtigen, aber es bringt einfach nichts, auf Sie einzureden.

Manipulation erkennt man meistens nachträglich, da die Absichten (bei einer erfolgreichen Manipulation) geschickt versteckt sind: da kommt man nicht so einfach dran und muss mit viel Köpfchen an die Sache gehen.

Manipulation enttarnen

Wenn Sie Manipulation erfolgreich erkannt haben, ist es nun eine Frage der Situation, diese Entdeckung mitzuteilen. Meistens ist es nicht sinnvoll, direkt zu werden und zu zeigen, dass man Weisheit mit Löffeln gefressen hat. Der Manipulator kann sich nach wie vor geschickt aus dem Staub machen oder einfach alles abstreiten. Das Überführen funktioniert meistens am besten, indem man die Person unter die Lupe nimmt - am besten in Anwesenheit von weiteren Zeugen.

Doch wie kann man jemanden genau unter die Lupe nehmen, ohne dass es unangenehm wird? Das schauen wir uns im Folgenden an.

Rückfragen stellen

Haben Sie den Verdacht, dass jemand mit Zahlen spielt, die nicht stimmen oder Worte verwendet, die nichts mit der Sache zu tun haben, um von dem eigentlichen Thema abzulenken? Dann stellen Sie einfach Rückfragen.

Sollte jemand Kompetenz suggerieren, möchte er in der Regel keine weiteren Fragen beantworten, vor allen Dingen Fragen, die weiterführendes Wissen erfordern und ins Detail gehen. Fragen Sie also nach, wo die Zahlen herkommen, warum eine bestimmte Maßnahme unabdingbar ist und welche Alternativen die Person benennen könnte.

Ein Manipulator, der sich nicht unbedingt gut vorbereitet hat, wir an dieser Stelle Unsicherheit zeigen, die man immer weiter entblößen kann. Wenn man Glück hat, weicht der Manipulator von seiner Absicht ab, bevor es richtig peinlich wird.

Es klingt zunächst gar nicht so komplex, aber um diesen Schritt gehen zu können, muss man vorher überhaupt erkennen, dass eine Manipulation vorliegt.

Mit dieser Methode kommen Sie ebenso nicht mit Vorwürfen daher, sondern können tatsächlich überprüfen, ob es sich um Manipulation handelt. Menschen, die anderen Menschen manipulative Handlungen ohne Hand und Fuß unterstellen, sind nämlich selbst in diesem Moment hochgradig manipulativ.

Überprüfen

Sollte sich der Manipulator durch Ihre Nachfragerunde durchgeschummelt haben, können Sie seine Argumente anschließend überprüfen. Recherchieren Sie die entsprechenden Quellen, schlagen Sie nach und tragen Sie die Informationen zusammen.

Wenn es um eine sachliche Situation geht, macht dieses Vorgehen besonders viel Sinn, denn so können Sie unangenehme Überraschungen vermeiden und sich nochmal bestätigen oder widerlegen.

Sollte es sich allerdings um eine persönliche Situation handeln, kann es schwieriger werden: wenn Sie Informationen von Bekannten oder Freunden sammeln wollen, kann es sich ebenso um Manipulation handeln. Sie sollten sich also gut überlegen, was und wie Sie überprüfen und vor allen Dingen, ob es sinnvoll ist.

Nicht emotionalisieren

Auch wenn es sich um eine persönliche Attacke handelt, sollten Sie sich nicht aufregen lassen - genau das ist meistens das Ziel, wenn es um persönliche Angriffe geht. Stattdessen sollten Sie ruhig bleiben und den Manipulator mit unerwarteten Reaktionen füttern.

Auf einer emotionalen Ebene ist darüber hinaus keine richtige Auflösung möglich; daher sollte man stets versuchen, eine Ebene zu erreichen, auf der man mehr oder weniger auf Augenhöhe diskutieren kann. Wenn Sie bereits rot anlaufen und kurz vor der Implosion stehen und das Gegenüber seelenruhig die Show genießt, sollten Sie einmal einen Gang zurückschalten und überlegen, ob die ganze Aufregung sinnvoll und zielführend ist.

Charisma steigern – mithilfe von Manipulation?

Man hört häufig, dass Charisma besonders wichtig sei, wenn es um Erfolg und Beeinflussung anderer Menschen gehe. Was Charisma ist und, ob man Charisma auf eine manipulative Art und Weise steigern kann, untersuchen wir im letzten Kapitel.

Was ist Charisma?

Bei Charisma handelt es sich wortwörtlich um eine Gabe, die einem Menschen gottgegeben zusteht. Das Wort leitet sich aus dem Altgriechischen ab und war bereits im alten Griechenland recht geläufig. Auch große Soziologen wie Max Weber haben über Charisma philosophiert. Doch was genau soll diese göttliche Gabe sein?

Nun muss es ein bisschen mystischer werden, wenn man das Konzept tatsächlich verstehen möchte: unter Charisma kann man eine Art Ausstrahlung, Aura oder auch Geist verstehen.

Wenn man von der spirituellen Ebene absieht, die durchaus eine sehr große Rolle für das Konzept von Charisma spielte, handelt es sich um etwas, das ein Mensch eigentlich nicht erlernen kann.

Im Grunde genommen kann man sich darunter vor allen Dingen Propheten und Heilige vorstellen, die angebetet wurden, weil sie eine besondere Ausstrahlung mitgebracht haben. Zu Charisma gehört die Fähigkeit, Menschen von sich zu überzeugen, ohne etwas absichtlich dafür tun zu müssen. Man geht quasi durch die Reihen und alle fallen vor Begeisterung um. Das kann man bei großen Stars beobachten, die eigentlich nichts machen müssen, um Unmengen an Begeisterung auszulösen.

Das Konzept von Charisma ist sehr alt und wird mittlerweile in abgewandelter Form verwendet. Man spricht nicht mehr von einer Gabe, sondern von einer erlernbaren Fähigkeit. Insofern kann man Charisma in gewisser Weise und bis zu einem gewissen Grad erlernen. Aber man darf nicht vergessen, dass es einzigartig bleiben sollte. Wenn man das Verhalten und Handeln anderer Menschen kopiert, ist man in der Regel kein charismatischer Mensch. Und manchmal ist die natürliche Unverfälschtheit und authentische Verhaltensweise das charismatischste, was man sich vorstellen kann.

Wie kann man Charisma für manipulative Zwecke nutzen?

Charisma lässt sich insofern für manipulative Zwecke nutzen, als dass es Menschen auf eine irrationale und teilweise unverständliche Weise für sich gewinnen kann. Ein charismatischer Mensch zieht die Sympathie der Menschen auf sich und hat einen Nutzen, ohne viel in das Charisma investieren zu müssen.

Wenn man sich Steve Jobs vor die Augen führt, hält man ihn durchaus für einen charismatischen Menschen, der keinerlei Interesse daran hat, charismatisch zu wirken - das macht ihn charismatisch.

Charisma kann Kompetenz suggerieren, wo keine ist, Anhänger gewinnen, ohne viel Aufwand betreiben zu müssen.

Aber nicht alles ist an Charisma positiv hervorzuheben. Wenn wir uns bei Wahlen auf einen besonders charismatischen Politiker einlassen, anstatt rationale Entscheidungen zu treffen, ist der Einfluss durchaus negativ. Daher sollte man persönliche Sympathien und charismatische Aspekte manchmal isolieren können - gerade, wenn es sich um wichtige Entscheidungen handelt.

Fazit

Nun haben Sie mit diesem Buch ein Grundequipment gewonnen, mit dem Sie sich menschliche Interaktionen genauer anschauen können. Man könnte noch sehr viel dazu sagen, worauf man bei Manipulation achten sollte und noch unendlich tief ins Detail gehen. Ganze Wissenschaftsbereiche beschäftigen sich mit dem Thema der Manipulation und den damit verbundenen Problemen.

Dieses Buch soll eine Einführung sein, die aber nicht die Absicht verfolgt, manipulative Praktiken als Ideal einer Handlung zu verfolgen. Dass alle Menschen sich gegenseitig beeinflussen, versteht sich, nur sollte man in einigen Situationen besser bewusst darauf verzichten.

Mithilfe dieses Buches können Sie sich nicht nur selbst vor manipulativen Einwirkungen schützen, sondern auch sich selbst korrigieren. Womöglich sind Sie durchaus manipulativ vorgegangen und hatten deswegen viel Stress mit Freunden und Verwandten.

Wir alle machen Fehler, manche absichtlich und manche aus Versehen. Wichtig ist, dass wir sie einsehen und bereit sind, an ihnen zu arbeiten.

Die Aufgaben und Übungen, die Sie in diesem Buch finden, sollten Sie nicht nur zum einmal durchlesen verwenden, sondern auch im Alltag im Hinterkopf behalten. Denn das Lernen braucht seine Zeit. Das Schärfen der Sinne braucht ebenso seine Zeit.

In der Schule und anderen Bildungseinrichtungen wird uns eine Menge beigebracht, aber wie wir mit anderen Menschen optimal interagieren können, eher selten. Alleine die Kraft, sich gegen einen Lehrer zu wehren oder einem Schüler, der alle ärgert, klare Kante zu zeigen, erfordert wichtige Kompetenzen. Diese werden in diesem Buch angeschnitten, sollten aber auf jeden Fall vertieft werden.

Anwendung von gefährlichem Halbwissen kann nicht nur unwirksam, sondern kann kontraproduktiv ausfallen. Zudem ist es meistens hilfreich, die Kommunikation transparenter zu gestalten, als überall nach Mustern und Fallen zu suchen.

Lösungsvorschläge für die Übungen

Übung 1: Verhalten und Handeln unterscheiden

Es ist kalt, deswegen schließe ich das Fenster.

Hierbei handelt es sich am ehesten um eine Reiz-Reaktion auf Kälte. Ich habe zwar in gewisser Weise die Intention, die Kälte zu isolieren, indem ich das Fenster schließe. Allerdings ist diese Intention nur auf einen stumpfen, körperlichen Reiz bezogen. In der Regel zeichnet sich *bloßes* Verhalten dadurch aus, dass der Anlass rein äußerlich ist. Es geht in erster Linie um die Befriedigung eines körperlichen Wunsches, nämlich des Wunsches nach Wärme. Eine Handlung setzt voraus, dass ich eine innere, durchdachte oder emotionale Motivation verspüre, die nicht rein körperlicher bzw. biologischer Natur ist.

Ein Mann hat versucht, meine Freundin in der Stadt anzumachen, also habe ich ihm einen Schlag ins Gesicht verpasst.

In diesem Beispiel handelt es sich vermutlich eher um eine Handlung. Ich habe die Intention, dem Mann zu zeigen, dass er bei meiner Freundin nicht zu suchen hat. Es handelt sich zwar um eine rein körperliche Handlung, man kann aber mit Sicherheit von einer Handlung sprechen. Denn mein Verhalten (das Schlagen) hat einen Bezug auf die Handlung des Mannes (das Flirten) mit einer Intention (ihm zu zeigen, dass er bei meiner Freundin nichts zu suchen hat).

Man könnte auch von einem Affekt sprechen, was auch nicht unwahrscheinlich wäre. Ein Affekt ist aber eher Verhalten, da es sich bloß um eine nicht durchdachte, mehr oder minder unbewusste Reaktion handelt.

Eine Sekretärin trägt immer einen sehr tiefen Ausschnitt, wenn der männliche Chef da ist. Wenn seine Frau in der Firma ist, kleidet sie sich eher dezent.

Hierbei kann man von einer Handlung sprechen. Es ist eher unwahrscheinlich, dass die Sekretärin zufällig die Klamotten wechselt, je nachdem wer da ist. So kann man hier von der Absicht sprechen, mit einem Verhalten (das Tragen des Ausschnittes) den Chef zu beeinflussen (verführen/ auf sich aufmerksam machen).

Jemand hat sich von hinten an mich geschlichen und mich erschrocken. Deswegen habe ich die Person aus Versehen stark geschubst.

In diesem Fall kann man mit einer recht großen Sicherheit davon ausgehen, dass ich bloß auf einen äußeren Reiz reagiere (das Erschrecken) und mich dadurch unbewusst ('aus Versehen') verhalte.

Man könnte eine böse Absicht hineininterpretieren, das kommt aber auf die soziale Beziehung der beiden Personen an.

Ich fahre mit der Bahn und mir gegenüber sitzt ein Mann/eine Frau, den/die ich sehr attraktiv finde. Also setze ich mich etwas aufrecht und überprüfe, ob meine Frisur/mein Hemd noch sitzt und lege mein Handy weg.

Vermutlich würde es sich eher um eine Handlung gehen. Ich verfolge nämlich womöglich die Absicht, die Frau/den Mann zu beeindrucken oder auf mich aufmerksam zu machen bzw. meine Aufmerksamkeit deutlich zu signalisieren.

Wenn man das Flirten aber als biologisch selbstverständlich ansieht, könnte man von einem biologischen Verhalten sprechen.

Übung 2: transparente und intransparente Handlungen unterscheiden

"Die Politik ist unser Kampffeld und wir werden die Sieger sein!"

Bei dieser Aussage liegt eine klar intransparente Handlung vor und damit eine manipulative Aussage. Denn bei der Aussage "Politik ist unser Kampffeld" handelt es sich um eine Metapher. Metaphern sind immer intransparent, da sie immer etwas anderes aussagen als sie meinen.

Die Politik ist nämlich nicht wirklich ein Kampffeld: es geht um die Übertragung einer kriegerischen Sprache auf einen eigentlich rationalen Prozess der Politik. Somit wird der Zuhörer, der sich die Rede mit einer solchen Sprache anhört, manipuliert. Er geht ganz automatisch davon aus, dass in der Politik die Mittel des Krieges angebracht sind. Darüber hinaus wird ihm versprochen, in diesem Krieg ein Sieger zu sein.

"Unsere Absicht ist die Erhöhung der Stundenlöhne und mehr Entlastung für alleinerziehende Mütter und Väter."

Hierbei handelt es sich eher um eine transparente Botschaft. Die Absicht wird klar kommuniziert (sofern sie wahr ist) und der Zuhörer weiß, was ihm versprochen wird. Die Aussage enthält keine Metaphern oder andere rhetorische Mittel. Ebenso sind keine versteckten Absichten ersichtlich.

"Könntest du mich jemals für eine schlechte Person halten?"

Diese Frage lässt sich durchaus als intransparent und manipulativ einstufen. Denn sie ist eigentlich rhetorisch und verlangt sehr wahrscheinlich keine ausführliche Antwort. Je nachdem, wer diese Aussage tätigt, verlangt sie eine verneinende Antwort. Vor allen Dingen werden solche Fragen genutzt, um eine Person umzustimmen, die womöglich dabei ist, uns für eine schlechte Person zu halten. Auch kann sie eingesetzt werden, wenn es darum geht, zu verhindern, dass eine Person uns für einen schlechten Menschen hält.

"Ich denke, dass du an deinem Kleidungsstil arbeiten solltest."

Je nachdem, wie die Aussage ausgesprochen bzw. kommuniziert wird und in welcher sozialen Beziehung die Personen zueinander stehen, kann man sowohl von einer transparenten als auch einer intransparenten Handlung ausgehen.

Wenn meine Mutter mir sagt, dass ich es tun sollte, und wir in einem guten Verhältnis stehen, ist die Botschaft eindeutig - und damit transparent.

Wenn es allerdings ein Mädchen aus der Schule sagt, das mich ohnehin nicht leiden kann - vor der ganzen Klasse oder in einer unpassenden Situation, in der sie mich damit bloßstellen kann - dann handelt es sich eher um eine intransparente Handlung. Sie möchte nämlich eigentlich kommunizieren, dass sie mich für eine ihr untergeordnete, minderwertige Person hält.

"Warum musst du so gemein zu mir sein?"

Auch hier ist die Situation zweischneidig: handelt es sich um eine Situation, in der die Person tatsächlich gemein zu mir war, ist die Frage transparent.

Sollte ich die Situation aber *bewusst* übertreiben, kann man von einer intransparenten Handlung ausgehen. Ich könnte eine Person somit dazu bringen, mir gegenüber keine Kritik mehr zu äußern - egal, wie konstruktiv sie sein mag.

Übung 3: positive und negative Manipulation

1. Man kann in diesem Fall durchaus von einer negativen Manipulation ausgehen. Natürlich basiert Freundschaft nicht nur auf Gegenleistung, aber in diesem Fall trägt A keinen ersichtlichen Nutzen aus der vorliegenden Freundschaft. Zwar kann es sich um einen emotionalen Nutzen handeln, also beispielsweise eine tiefgehende Verbundenheit etc. Aber klassischerweise nennt man solche Beziehungen einseitig, bei denen nur eine Seite den Nutzen gewinnt. Diesen erhält sie hierbei auf eine manipulative Art und Weise, nämlich durch Erzeugung eines emotionalen Druckes. Die Freundin beruft sich auf die Langjährigkeit der Freundschaft als einzigen Grund für die Einseitigkeit des Nutzens.

2. Hierbei kann man von einer positiven Manipulation ausgehen. Das Elternteil kann dem Kind Spinat unterjubeln, ohne dass das Kind das merkt, also auf eine manipulative Art und Weise. Das verändert das ursprüngliche Vorhaben des Kindes, kein Spinat zu essen, also ist die Beeinflussung erfolgreich. Das Kind profitiert aber von dieser Manipulation, da Spinat gut für den Körper ist. Somit handelt es sich um eine positive Manipulation, da beide einen Nutzen davon tragen.
3. Dieses Beispiel kann man als ein Fall von negativer Manipulation betrachten. Ich gewinne zwar ansehen und kann suggerieren, dass ich Ahnung habe; dadurch kann ich womöglich sogar eine Beförderung o.ä. erreichen. Aber meinen Kollegen hat dieser Vortrag bis auf den Schein von Kompetenz keinen wesentlichen Nutzen gebracht: sie haben keine entscheidenden Informationen erhalten können. Wenn ich weiß, dass ich dadurch sogar jemandem, der kompetenter ist, die Chance wegnehme, sich zu beweisen, kann man von negativer Manipulation in Bezug auf den gesamten Betrieb sprechen.
4. Sollte die Freundin am Ende das Gefühl haben, dass ihr diese Sitzung geholfen hat, den Stoff zu wiederholen, hat sie durchaus Plus gemacht. Damit kann man von einer positiven Manipulation ausgehen. Ich vermittle meine Absicht (das Lernen für mich) verschleiert, indem ich eine andere Absicht kommuniziere (dass sie den Stoff wiederholen kann), aber letzten Endes glückt diese Manipulation für beide.

Übung 5: zirkuläre Aussagen

Das Unternehmen braucht mehr Wachstum.

-> "Warum?" - "Weil es sich nicht ausreichend schnell entwickelt."

Erklärung: Eine nicht ausreichend schnelle Entwicklung impliziert die Notwendigkeit einer Wachstumszunahme. Das bedeutet wiederum, dass ich somit zwei mal sage, dass das Unternehmen sich schneller entwickeln sollte. In der zweiten Aussage, in der eigentlich mehr Informationen zu erwarten wären, kommen keine weiteren Informationen hinzu und die Argumentation bleibt zirkulär.

Du gehst mit mir unfair um.

-> "Warum?" - "Weil du mich ungerecht behandelst."

Erklärung: Eine ungerechte Behandlung und ein unfairer Umgang sind quasi zwei gleichbedeutende Dinge. Während ich in der zweiten Aussage besser spezifizieren sollte, in welchen Situationen genau ich mich ungerecht behandelt fühle, tue ich es nicht. Dadurch bleibt die Informationslage beim Alten und man kommt keinen Schritt voran.

Ich denke, dass du zu wenig für den Haushalt tust.

-> "Warum?" - "Weil du dir sehr wenig Zeit dafür nimmst."

Erklärung: Wer sich sehr wenig Zeit für den Haushalt nimmt, der tut im Haushalt vermutlich nicht viel. Auch hier werden keine Beispiele oder Fakten aufgeführt, die unter Umständen belegen würden, dass mein Gegenüber tatsächlich wenig für den Haushalt tut. Solche Tricks eignen sich aber gut, um an das (schlechte) Gewissen zu appellieren; gerade, wenn man in dem Moment keine passenden Beispiele hat.

Der neue Chef ist inkompetent.

-> "Warum?" - "Weil er seine Aufgaben nicht vernünftig erledigt."

Erklärung: Da ich vermutlich annehme, dass der neue Chef inkompetent ist, weil er seine Aufgaben nicht vernünftig erledigt und zur direkten Kompetenz eines Chef das Erledigen von Aufgaben gehört, habe ich mit der zweiten Aufgabe nach wie vor nichts spezifiziert. Auf diese Weise kann ich, auch ohne Beispiele oder Details, Hetze gegen den neuen Chef betreiben, ohne mich auf Rufmord einzulassen. Aber auch ohne böse Absicht kann man auf diese Weise Menschen manipulieren, die ebenso mit dem neuen Chef arbeiten werden.

Die Fortbildung hat überhaupt nichts gebracht.

-> "Warum?" - "Weil ich dabei kaum etwas gelernt habe."

Erklärung: Sollte ich eine Fortbildung nicht gemocht haben und mit einem negativen Feedback andere Menschen davon abhalten wollen, sie zu besuchen, kann ich das auf diese Art und Weise machen. Es handelt sich aber um manipulatives Feedback, da ich nicht benenne, was genau ich erwartet habe, was man lernen sollte und was unter dem Strich beigebracht wurde. Wenn man für ein faires Feedback sorgen möchte, muss man mehr Details und Informationen hinzufügen. Ansonsten kann man einfach manipulieren, indem man emotional wird oder von Details absieht.

Impressum

envdur.trade@gmail.com

Tom P. Williams by proxy of:

EnvDur Trading

Balat Mahallesi Rifat

Efendi Sokak, No: 19/1

34087 Istanbul

Turkey

Cover:

Design: Alima Media Turk

Picture: PureSolution

Printed in Germany
by Amazon Distribution
GmbH, Leipzig

18423993R00066